U0944690

A Manual of Rational Drug Administration in Clinical Practice of PD-1/PD-L1 Inhibitor

PD-1/PD-L1抑制剂临床合理用药手册

张　昭◎主编

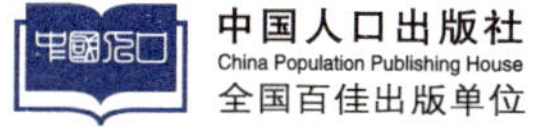
中国人口出版社
China Population Publishing House
全国百佳出版单位

图书在版编目（CIP）数据

PD-1/PD-L1 抑制剂临床合理用药手册 / 张沼主编
. — 北京 : 中国人口出版社 , 2022.11
ISBN 978-7-5101-8689-9

Ⅰ . ① P… Ⅱ . ①张… Ⅲ . ①肿瘤免疫疗法—抗癌药
—用药法—手册 Ⅳ . ① R979.1-62

中国版本图书馆 CIP 数据核字 (2022) 第 200083 号

PD-1/PD-L1 抑制剂临床合理用药手册

PD-1/PD-L1 YIZHIJI LINCHUANG HELI YONGYAO SHOUCE

张　沼　主编

责任编辑　刘继娟　赵皓琦
责任印制　林　鑫　王艳如
出版发行　中国人口出版社
印　　刷　小森印刷（北京）有限公司
开　　本　787 毫米 ×1092 毫米　1/32
印　　张　6
字　　数　82 千字
版　　次　2022 年 11 月第 1 版
印　　次　2022 年 11 月第 1 次印刷
书　　号　ISBN 978-7-5101-8689-9
定　　价　68.00 元

电子信箱　rkcbs@126.com
总编室电话　（010）83519392
发行部电话　（010）83510481
传　　真　（010）83538190
地　　址　北京市西城区广安门南街 80 号中加大厦
邮政编码　100054

编委名单

主　　编　张　弨

撰　　写　（按姓氏笔画为序）

王　伟　王　宇　王　亮　王新艳　仁书林
冯　凌　冯　硕　刘红刚　刘　涌　孙　露
李新宇　张东欣　张葆勋　胡慧敏　党受涛

定稿专家　（按姓氏笔画为序）

于　磊　王建业　王　亮　王　黎　毛一雷
计嘉军　平　浩　刘红刚　刘晓芳　刘　喆
关　山　安大立　纪志刚　李正翔　李国辉
李彩霞　李满祥　李增军　杨金奎　肖洪涛
肖　峻　谷　伟　沈　波　沈爱宗　宋天强
张国娟　张　波　张树荣　陈　凯　陈晓红
金　钢　房居高　封卫毅　郝纯毅　贺鹏程
郭凌川　黄　华　黄建安　菅凌燕　梁　军
斯　璐　黄东生　谢丛华　鲜军舫　翟　青
翟所迪　缪丽燕　魏继福

前　言

免疫治疗与化疗、靶向治疗共同构成当今肿瘤药物治疗的“三驾马车”。与化疗作用于肿瘤细胞增殖周期，靶向治疗作用于肿瘤细胞特殊突变靶点的作用机制不同，免疫治疗作用于肿瘤细胞所处免疫微环境，通过自身免疫功能杀灭肿瘤细胞。由于其特殊的作用机制，与其他治疗方式相比，表现出适应证更广泛、疗效应答更持久、不易耐药、安全性更好等特点。在肿瘤药物治疗领域开辟了新阵地，逐渐从晚期患者的后线治疗发展为早期患者一线治疗用药，并呈现出与化疗、靶向治疗、放射治疗联合应用的趋势，在肿瘤治疗中发挥了越来越重要的作用。

PD-1/PD-L1 抑制剂作为肿瘤免疫治疗中最重要的药物，在近年来发展迅速。目前国内外已有多款 PD-1/PD-L1 抑制剂获批上市，并广泛应用于临床治疗。作为一类较新的药物，大量临床研究仍在进行中，诊疗指南、循证证据不断更新。不同药物在药动学、药效学等方面既有相同点，也存在着差异。其特殊作用机制所带来的免疫相关不良反应，从发生机制到表现类型以及应对策略，都与化疗及靶向治疗相关不良反应间存在着很大差异。因此，在实际临床应用中，无论药师还是医生都极为关注此类药物的合理用药。

近年来，国家卫生健康委先后印发《抗肿瘤药物临床应用管理办法（试行）》《新型抗肿瘤药物临床应用指导原则（2021 年版）》，要求加强对此类药物的合理用药管理。但由于此类药物品种众多，涉及癌种广泛，指南更新频繁，合理用药信息庞杂，药师在实际工作中需要耗费大量时间进行查询。将这些信息进行有效整合，对于促进合理用药的意义重大。

本手册以药品说明书为基础，结合中国临床肿瘤学会（CSCO）、美国国家综合癌症网络（NCCN）、欧洲肿瘤内科学会（ESMO）等指南并参考大型临床研究等循证证据，从药物角度出发将 PD-1/PD-L1 抑制剂应用过程中关键的合理用药信息进行整合。便于在临床治疗过程中快速查阅；帮助药师及其他专业人士对此类药物合理用药内容进行全面了解；促进合理用药水平提高，实现相关政策要求有效落地。

本手册将每年定期进行更新。但此类药物发展迅速，大量临床研究正在进行中，可能存在信息更新不及时的情况。使用过程中，请在手册内容的基础上结合最新信息，进行临床合理用药。

编　者

2022 年 10 月 15 日

目录 | Contents

第一章　总则

为规范新型抗肿瘤药物临床应用，提高肿瘤合理用药水平，保障医疗质量和医疗安全，维护肿瘤患者健康权益，根据国家卫生健康委印发的《抗肿瘤药物临床应用管理办法（试行）》《新型抗肿瘤药物临床应用指导原则（2021年版）》制定本手册，为PD-1/PD-L1抑制剂的临床合理应用提供参考。

本手册所称PD-1/PD-L1抑制剂，是指目前在国内批准上市的，通过结合程序性细胞死亡蛋白-1（PD-1）及其配体（PD-L1），抑制两者相互结合，调动人体自身的免疫功能，实现抗肿瘤作用的单克隆抗体类药物。

PD-1/PD-L1抑制剂的应用涉及临床多个学科，合理应用PD-1/PD-L1抑制剂是提高疗效、降低不良反应发生率以及合理利用卫生资源的关键。PD-1/PD-L1抑制剂临床应用需考虑药物可及性、患者治疗意愿和疾病预后等因素。PD-1/

PD-L1 抑制剂临床合理应用主要遵循以下几方面原则。

一、明确诊断后方可使用

开展抗肿瘤治疗前，应经组织学或细胞学病理确诊，或特殊分子病理诊断确诊。经多学科会诊不适宜手术或活检的病例除外。对于某些难以获取病理诊断的肿瘤，其确诊可参照国家相关指南或规范执行。

二、根据要求进行靶点检测后方可使用

PD-1/PD-L1 抑制剂体内应答广泛，持久性良好，横跨多癌种治疗。在某些情况下用药前需进行相关靶点检测，例如：肺癌患者优先于 EGFR、ALK 类药物，使用前需明确 EGFR 突变及 ALK 融合基因阴性；肺癌、食管鳞癌、头颈鳞癌、三阴性乳腺癌患者单药治疗前需检测 PD-L1 表达水平。检测所用的仪器设备、诊断试剂和检测方法应当经过国家药品监督管理部门批准，不得在未做相关检查的情况下盲目用药。具体见各系统合理用药内容。

三、严格遵循适应证用药

药品说明书是其临床应用的法定依据，其规定的适应证经过了国家药品监督管理部门批准。PD-1/PD-L1 抑制剂临床应用须遵循药品说明书，不能随意超适应证使用。由于 PD-1/PD-L1 抑制剂多是有条件快速批准上市药品，仍有部分研究正在进行。本手册将根据国家药品监督管理部门批准情况定期进行更新。

四、体现患者治疗价值

恶性肿瘤患者治疗过程中应高度重视患者的治疗价值。在相同治疗成本前提下，使患者获得更长的生存时间和更好的生活质量。在 PD-1/PD-L1 抑制剂临床应用中，应当充分考虑药品的经济性。

五、重视药物相关不良反应

尽管 PD-1/PD-L1 抑制剂不良反应发生率低于传统抗肿瘤药物，但仍可能会影响治疗的顺利进行，严重的可能会危及生命。由于 PD-1/PD-L1

抑制剂上市时间短，不良反应报告有限，临床用药过程中，应密切监测药物相关不良反应情况，一旦发生应及时上报，并根据本手册相关章节及时处理。

六、特殊情况下的药物合理使用

目前上市的 PD-1/PD-L1 抑制剂的说明书往往滞后于临床实践，一些具有高级别循证医学证据的用法未能及时在药品说明书中明确规定。在尚无更好治疗手段等特殊情况下，在完善超说明书用药相关手续后，在充分遵循患者知情同意原则，并且做好用药监测和跟踪观察的前提下，有条件进行超说明书用药。

特殊情况下抗肿瘤药物循证医学证据采纳根据依次是：其他国家或地区药品说明书中已注明的用法，国际权威学术协会或组织发布的诊疗规范、临床诊疗指南，国家级学术协会发布的经国家卫生健康委员会认可的诊疗规范、临床诊疗指南和临床路径等。

第二章　PD-1/PD-L1 抑制剂概述

一、PD-1/PD-L1 的结构及生理作用

PD-1 隶属于免疫球蛋白超家族 CD28/B7，是由 200 个氨基酸组成的 I 型跨膜蛋白，为免疫抑制性受体，其结构包括细胞外结构域、疏水性跨区和胞质区。细胞外结构域含一个免疫球蛋白可变区（IgV）结构域，与细胞毒性 T 淋巴细胞抗原 4（CTLA-4）等其他共刺激分子存在 22%~33% 同源性，含有 4 个能被糖基化的位点。胞质尾部含有氨基端和羧基端两个酪氨酸残基，分别构成一个免疫受体酪氨酸抑制基序（ITIM）和一个免疫受体酪氨酸转换基序（ITSM）。ITSM 内的酪氨酸残基磷酸化是 PD-1 介导抑制的分子基础，在免疫应答中起着重要的负向调控作用[1]。

PD-1 的主要配体为 PD-L1，又称 B7-H1，是由人 CD274 基因编码的 I 型跨膜蛋白。PD-L1

含参与细胞间信号转导的 IgV 样区、免疫球蛋白恒定区（IgC）样区和与细胞内信号转导相关的细胞质尾区以及跨膜区[1]。

PD-1 与 PD-L1 结合时，通过发生磷脂酰肌醇-3-激酶的磷酸化、蛋白激酶 B 的进一步激活、刺激性 T 细胞信号通路的活化、葡萄糖代谢以及干扰素的分泌等，导致 T 细胞活化的下游信号受阻，进而有效抑制 T 细胞的转录，最终抑制 T 细胞的免疫功能，在免疫应答的负性调控方面发挥重要作用[2]。

二、PD-1/PD-L1 抑制剂药理作用及药代动力学特点

PD-1 抑制剂的基本结构为经 S228P 修饰的 IgG4 分子，PD-L1 抑制剂的基本结构为 IgG1，同 PD-1 抑制剂药物比较，分布容积较小，清除率高，半衰期短[3]。PD-1/PD-L1 抑制剂通过与 PD-1/PD-L1 分子胞外段的 BC 环、CC′ 环、C′ C″ 环、FG 环和 N 环等结构结合，从而阻断 PD-1/PD-L1 信号通路，可上调 T 细胞的生长和增殖，增强 T 细

胞对肿瘤细胞的识别能力，激活其攻击和杀伤功能，通过调动人体自身的免疫功能实现抗肿瘤作用[4]。

目前，国内上市的 PD-1 抑制剂有纳武利尤单抗、帕博利珠单抗、特瑞普利单抗、信迪利单抗、卡瑞利珠单抗、替雷利珠单抗、派安普利单抗和赛帕利单抗 8 种药物，PD-L1 抑制剂有度伐利尤单抗、阿替利珠单抗、恩沃利单抗和舒格利单抗 4 种药物。国内上市的 PD-1/PD-L1 抑制剂结合区域及药代动力学参数见附表 1。

（一）纳武利尤单抗

纳武利尤单抗是抗 PD-1 的全人源单克隆抗体，2014 年 12 月在美国获批，2019 年 10 月 8 日在国内批准上市。纳武利尤单抗的主要结合位点是 PD-1 的 N 环结构，结合面积约为 1487 $Å^2$，K_d 为 1.45 nmol/L，抗药物抗体（Anti-Drug Antibody，ADA）发生率为 8.5%[5]。药代动力学研究[6]显示，剂量在 0.3~10 mg/kg 范围内药代动力学参数呈线性，稳态分布容积为 8.0 L，清除率为 9.5 mL/h，半衰期为 26.7 d，达稳时间为 12 周。目前国内批准适应证包括：非小细胞肺癌（NSCLC）、头颈部鳞状细胞癌（SCCHN）、胃或胃食管连接部腺癌。

（二）帕博利珠单抗

帕博利珠单抗是抗 PD-1 的人源化单克隆抗体，2014 年 9 月 4 日在美国获批，2018 年 7 月 25 日在国内批准上市。帕博利珠单抗的结合位点是 PD-1 的 C′ D 环结构，结合面积为 2126 Å^2，K_d 为 0.027 nmol/L，ADA 发生率为 0.8%[7]。药代动力学研究[8]显示，剂量在 2~10 mg/kg 范围内药代动力学参数呈线性，稳态分布容积为 7.66 L，清除率为 9.17 mL/h，半衰期为 25.8 d，达稳时间为 18 周。目前国内批准适应证包括：黑色素瘤、非小细胞肺癌、食管癌、头颈部鳞状细胞癌等。

（三）特瑞普利单抗

特瑞普利单抗是首个国产抗 PD-1 的人源化单克隆抗体，于 2018 年 12 月 17 日在国内批准上市。特瑞普利单抗的结合位点是 PD-1 的 FG 环，结合面积为 2011 Å^2，K_d 为 0.324 nmol/L，ADA 发生率为 18%，是目前所有同类药物中发生率最高的[9]。药代动力学研究[10]显示，剂量在 1~10 mg/kg 范围内药代动力学参数呈线性，稳态分布容积为 13.3 L，是目前同类药物中分布容积最大的，清除率为 10.8 mL/h，半衰期为 12.6 d，达稳时间为 6~8 周，是目前同类药物中达稳时间最短的。目前国内批准适应证为黑色素瘤。

（四）信迪利单抗

信迪利单抗是国产抗 PD-1 的全人源单克隆抗体，于 2018 年 12 月 27 日在国内批准上市。信迪利单抗的结合位点是 PD-1 的 FG 环结构，结合面积为 322 $Å^2$，是目前所有同类药物中结合面积最小的，K_d 为 0.25 nmol/L，ADA 发生率为 0.5%，是目前所有同类药物中 ADA 发生率最低的[11]。药代动力学研究[12]显示，剂量在 1~10 mg/kg 范围内药代动力学参数呈线性，稳态分布容积为 4.71 L，清除率为 9.98 mL/h，半衰期为 13.7 d，达稳时间为 12 周。目前，国内批准适应证包括：复发或难治性经典型霍奇金淋巴瘤、非小细胞肺癌、肝细胞癌。

（五）卡瑞利珠单抗

卡瑞利珠单抗是国产抗 PD-1 的人源化单克隆抗体，于 2019 年 5 月 29 日在国内批准上市。卡瑞利珠单抗的结合位点是 PD-1 的 CC′ 环和 FG 环结构，结合面积为 2520 $Å^2$，是目前所有同类药物中结合面积最大的，K_d 为 3.31 nmol/L，ADA 发生率为 14.5%[13]。药代动力学研究[14]显示，剂量在 1~10 mg/kg 范围内药代动力学参数呈线性，稳态分布容积为 3.82 L，是目前所用同类药物中稳态分布容积最低的，清除率为 22 mL/h，半衰期 5.5 d，是目前所有同类药物中清除率最高、半衰期最短的，达稳时间为 8 周。目前，国内批准适应证包括：经典型霍奇金淋巴瘤、肝细胞癌、非鳞状非小细胞肺癌、食管鳞癌、鼻咽癌。

（六）替雷利珠单抗

替雷利珠单抗是国产抗 PD-1 的人源化单克隆抗体，于 2019 年 12 月 26 日在国内批准上市。药代动力学研究[15]显示，剂量在 0.5~10 mg/kg 范围内药代动力学参数呈线性，稳态分布容积为 5.247 L，清除率为 48.79 mL/h，半衰期为 25.9 d。目前国内批准适应证包括：经典型霍奇金淋巴瘤、尿路上皮癌、非小细胞肺癌、肝细胞癌。

（七）派安普利单抗

派安普利单抗是国产抗 PD-1 的人源化单克隆

隆抗体，于 2021 年 8 月 3 日批准上市。药代动力学研究显示，单次静脉输注派安普利单抗后，在 1~10 mg/kg 剂量范围内药物暴露量随给药剂量成比例增加。多次静脉输注派安普利单抗（200 mg，每 2 周 1 次）后，第 3 周期第 15 天时根据峰浓度计算的平均蓄积比为 1.84。ADA 发生率为 11.4%，平均稳态分布容积为 6.52 L。平均清除率为 12 mL/h，平均消除半衰期为 23.3 d。目前国内批准适应证包括：复发或难治性经典型霍奇金淋巴瘤。

（八）赛帕利单抗

赛帕利单抗是国内首个通过转基因大鼠平台研发的抗 PD-1 全人源单克隆抗体，于 2021 年 8 月 25 日在国内批准上市。赛帕利单抗的主要结合位点是 C strand、FG 环和 G strand 结构，Kd 为 0.175 nmol/L，ADA 发生率为 18.7%。药代动力学研究显示，在 2~18 mg/kg 剂量范围内药代动力学参数呈线性，以 240 mg 固定剂量，每两周给药一次，多次给药后，稳态分布容积为 4.25 L，清除率为 7.6 mL/h，半衰期为 16.6 d。目前国内批准适应证包括：复发或难治性经典型霍奇金淋巴瘤[17]。

（九）度伐利尤单抗

度伐利尤单抗是抗 PD-L1 的人源化单克隆抗体，于 2018 年 2 月在美国获批，2019 年 12 月 9 日在国内批准上市。度伐利尤单抗结合位点是 PD-L1 的 CC′ 环和 N 末端区域，结合面积为 1624 $Å^2$，K_d 为 0.667 nmol/L，ADA 发生率为 3.3%~4.3%[18]。药代动力学方面的研究显示，剂量在≥ 3 mg/kg 范围内药代动力学参数呈线性，稳态分布容积为 5.6 L，清除率为 8.2 mL/h，半衰期为 17 d，达稳时间为 16 周。目前国内批准适应证包括：非小细胞肺癌、小细胞肺癌。

（十）阿替利珠单抗

阿替利珠单是抗 PD-L1 的人源化单克隆抗体，于 2019 年 3 月在美国获批，2020 年 2 月 13 日在国内批准上市。阿替利珠单抗的结合位点是 PD-L1 的 BC、CC′、C′C″ 和 FG 环结构，结合面积为 2106 $Å^2$，K_d 为 0.4 nmol/L，ADA 发生率为 31.7%~41.9%[19]。药代动力学研究[20]显示，剂量在 1~20 mg/kg 范围内药代动力学参数呈线性，稳态分布容积为 6.9 L，清除率为 8.33 mL/h，半衰期为

27 d，达稳时间为 6~9 周。目前国内批准适应证包括：小细胞肺癌、肝细胞癌、非小细胞肺癌。

（十一）恩沃利单抗

恩沃利单抗是全球首个皮下注射的抗 PD-L1 的 Fc 融合蛋白，于 2021 年 11 月 25 日在国内批准上市。ADA 发生率为 41.2%~63.7%。药代动力学研究显示，剂量在 0.3~10 mg/kg 范围内，药代动力学参数呈线性，稳态分布容积为 0.18~0.28 L，清除率为 0.4~0.9 mL/h，半衰期为 7~23 d，达稳时间为 16~24 周。目前国内批准适应证包括：MSI-H 或 dMMR 的成人晚期实体肿瘤[21]。

（十二）舒格利单抗

舒格利单抗是抗 PD-L1 的全人源单克隆抗体，于 2021 年 12 月 21 日在国内批准上市。ADA 发生率为 7.4%。药代动力学研究显示，剂量在 3~10 mg/kg 范围内，药代动力学参数呈线性，稳态分布容积为 4.25 L，清除率为 7.3 mL/h，半衰期为 2.5 周。目前国内批准适应证包括：非小细胞肺癌[22-23]。

第三章　PD-1/PD-L1 抑制剂在各系统肿瘤中的使用推荐

不同 PD-1/PD-L1 抑制剂因药物间差异，一方面，对于同一癌种疗效可能不同；另一方面不同 PD-1/PD-L1 抑制剂与靶点的结合力、人源化水平和免疫原性、PK/PD 行为也不相同，因此不同 PD-1/PD-L1 抑制剂给药剂量及间隔存在差异；此外，循证证据表明 PD-1/PD-L1 抑制剂的疗效及不良反应发生率与给药剂量及间隔密切相关。目前批准的适应证及给药剂量、间隔均是基于临床循证证据。

因此，应严格遵循药品说明书，结合诊疗规范及临床诊疗指南，合理使用 PD-1/PD-L1 抑制剂。明确各系统肿瘤患者开展 PD-1/PD-L1 抑制剂治疗时，各药物的适应证、治疗前靶点检测、治疗方案、特殊人群用药及禁忌证。目前 PD-1/PD-L1 抑制剂国内上市时间和国内批准适应证用法用量见附表 2。

PD-1/PD-L1 抑制剂特殊人群用药：

（1）儿童人群：在小于 18 岁的人群中安全性和有效性尚不明确，无相关数据。

（2）老年人群：老年（≥ 65 岁）与年轻患者（＜ 65 岁）在安全性或有效性上未出现总体差异，无须进行剂量调整。

（3）肾功能不全者：轻度肾功能不全患者无须调整剂量。中度或重度肾功能不全患者慎用。

（4）肝功能不全者：轻度肝功能受损患者无须调整剂量。中度或重度肝功能不全患者慎用。

（5）妊娠期及哺乳期：不建议在妊娠期间使用。哺乳期妇女在接受 PD-1/PD-L1 抑制剂治疗期间及末次给药后至少 2 个月内停止哺乳。

PD-1/PD-L1 抑制剂禁忌证：

（1）对药物成分及辅料过敏。

（2）正在进行免疫抑制剂治疗。

（3）活动性或既往有记载的自身免疫性疾病。

（4）存在预测不能获益的癌基因：如 EGFR 外显子 19 缺失、外显子 21p.L858R 点突变，ALK 重排，RET 重排。

一、呼吸系统肿瘤

（一）纳武利尤单抗

1. 适应证

既往接受过含铂方案化疗后疾病进展或不可耐受的局部晚期或转移性 NSCLC 成人患者的二线治疗，需排除 EGFR 基因突变和 ALK 融合的患者。

2. 治疗前靶点检测

EGFR 基因突变阴性；ALK 融合基因阴性。

3. 治疗方案

3 mg/kg 或 240 mg，每 2 周一次，持续 30 分钟。直至出现疾病进展或产生不可耐受的毒性。

（二）帕博利珠单抗

1. 适应证

（1）联合培美曲塞和铂类化疗药物适用于 EGFR 基因突变阴性和 ALK 阴性的转移性非鳞状 NSCLC 的一线治疗。

（2）由国家药品监督管理局批准的检测评估为 PD-L1 肿瘤比例分数（TPS）≥ 1% 的 EGFR 基因

突变阴性和 ALK 阴性的局部晚期或转移性 NSCLC 一线单药治疗。

（3）联合卡铂和紫杉醇适用于转移性鳞状 NSCLC 患者的一线治疗。

2. 治疗前靶点检测

（1）转移性非鳞状 NSCLC 的一线治疗：EGFR 基因突变阴性和 ALK 阴性。

（2）局部晚期或转移性 NSCLC 一线单药治疗：EGFR 基因突变阴性和 ALK 阴性，PD-L1 肿瘤比例分数（TPS）≥ 1%。

3. 治疗方案

（1）单药方案：

200 mg，每 3 周给药一次，持续 30 分钟以上。直至出现疾病进展或产生不可耐受的毒性。

（2）联合培美曲塞和铂类：

诱导期：帕博利珠单抗 200 mg + 培美曲塞 500 mg/m^2 + 顺铂 75 mg/m^2 或卡铂 AUC = 5，每 3 周一次，持续 4 个周期。

维持期：帕博利珠单抗 200 mg + 培美曲塞 500 mg/m^2，每 3 周一次，直至出现疾病进展或产生不可耐受的毒性。

（3）联合卡铂和紫杉醇：

诱导期：帕博利珠单抗 200 mg + 卡铂 AUC = 6 + 紫杉醇 200 mg/m^2，每 3 周一次，持续 4 个周期。

维持期：帕博利珠单抗 200 mg，每 3 周一次，直至出现疾病进展或产生不可耐受的毒性。

（三）信迪利单抗

1. 适应证

联合培美曲塞和铂类化疗用于 EGFR 基因突变阴性和 ALK 阴性、不可手术切除的局部晚期或转移性非鳞状 NSCLC 的一线治疗。

2. 治疗前靶点检测

EGFR 基因突变阴性；ALK 融合基因阴性。

3. 治疗方案

诱导期：信迪利单抗 200 mg + 培美曲塞 500 mg/m^2 + 顺铂 75 mg/m^2 或卡铂 AUC = 5，每 3 周一次，共 4 个周期。

维持期：信迪利单抗 200 mg + 培美曲塞 500 mg/m^2，直至出现疾病进展或产生不可耐受的毒性。

（四）卡瑞利珠单抗

1. 适应证

联合培美曲塞和卡铂适用于 EGFR 基因突变阴性和 ALK 阴性的、不可手术切除的局部晚期或转移性非鳞状 NSCLC 的一线治疗。

2. 治疗前靶点检测

EGFR 基因突变阴性；ALK 融合基因阴性。

3. 治疗方案

应首先给予卡瑞利珠单抗静脉滴注，间隔至少 30 分钟后再给予化疗。

卡瑞利珠单抗 200 mg + 培美曲塞 500 mg/m^2 + 卡铂 AUC = 5 治疗，每 3 周一次，共治疗 4~6 周期，随后卡瑞利珠单抗 200 mg + 培美曲塞 500 mg/m^2，每 3 周一次维持治疗，直至出现疾病进展或产生不可耐受的毒性。

（五）度伐利尤单抗

1. 适应证

（1）在接受铂类药物为基础的化疗同步放疗后未出现疾病进展的不可切除的、Ⅲ期 NSCLC 患者的治疗。

（2）联合依托泊苷和卡铂或顺铂，用于广泛期小细胞肺癌的一线治疗。

2. 治疗前靶点检测

无。

3. 治疗方案

（1）不可切除的Ⅲ期 NSCLC：10 mg/kg，每 2 周一次，持续 60 分钟以上，直至疾病进展或出现不可耐受的毒性，最长使用不超过 12 个月。

（2）广泛期 SCLC：1500 mg 联合化疗，每 3 周 1 次，持续 4 个周期，序贯 1500 mg，每 4 周 1 次，直至疾病进展或出现不可耐受的毒性。

（六）阿替利珠单抗

1. 适应证

（1）与卡铂和依托泊苷联合用于广泛期小细胞肺癌患者的一线治疗。

（2）TC ≥ 50% 或 IC ≥ 10% 的 EGFR 基因突变阴性和 ALK 阴性的转移性 NSCLC 一线单药治疗。

（3）联合培美曲塞和铂类用于 EGFR 基因突变阴性和 ALK 阴性的转移性非鳞状 NSCLC 一线治疗。

2. 治疗前靶点检测

小细胞肺癌：无。

非小细胞肺癌：PD-L1 表达及 EGFR、ALK。

3. 治疗方案

（1）小细胞肺癌：

诱导期：第 1 天阿替利珠单抗 200 mg，继之以静脉输注卡铂。第 2 天和第 3 天静脉输注依托泊苷。每 3 周给药一次，共 4 个治疗周期。

维持期：阿替利珠单抗，1200 mg。每 3 周 1 次，直至临床获益消失或出现不可耐受的毒性。

阿替利珠单抗首次使用持续 60 分钟，后续持续 30 分钟。

（2）非小细胞肺癌：

a. 单药：

1200 mg，静脉输注，每 3 周给药一次，直至临床获益消失或出现不可耐受的毒性。

b. 联合化疗：

诱导期：第 1 天静脉输注阿替利珠单抗，推荐剂量为 1200 mg，继之以静脉输注培美曲塞 500 mg/m^2，之后是卡铂 AUC 6 mg/mL/min 或顺铂

75 mg/m^2，每 3 周给药一次，共 4~6 个周期。

维持期：1200 mg 阿替利珠单抗联合培美曲塞 500 mg/m^2，静脉输注，每 3 周一次，直至临床获益消失或出现不可耐受的毒性。

（七）舒格利单抗

1. 适应证

（1）联合培美曲塞和卡铂用于 EGFR 基因突变阴性和 ALK 阴性的转移性非鳞状 NSCLC 一线治疗。

（2）联合紫杉醇和卡铂用于转移性非鳞状 NSCLC 一线治疗。

（3）接受铂类药物为基础的同步或序贯放化疗后未出现疾病进展的、不可切除的Ⅲ期 NSCLC。

2. 治疗前靶点检测

EGFR 基因突变阴性；ALK 融合基因阴性。

3. 治疗方案

1200 mg，静脉输注，每 3 周 1 次，输注时间 60 分钟以上，直至出现疾病进展或产生不可耐受的毒性，最长不超过 24 个月。

二、消化系统肿瘤

（一）纳武利尤单抗

1. 适应证

既往接受过两种或两种以上全身性治疗方案的晚期或复发性胃或胃食管连接部腺癌患者。

2. 治疗前靶点检测

暂无要求。

3. 治疗方案

3 mg/kg 或 240 mg，每 2 周一次，持续 30 分钟，直至出现疾病进展或产生不可耐受的毒性。

（二）帕博利珠单抗

1. 适应证

（1）PD-L1 综合阳性评分（CPS）≥ 10、既往一线全身治疗失败的局部晚期或转移性食管鳞状细胞癌。

（2）KRAS、NRAS 和 BRAF 均为野生型，不可切除或转移性高度微卫星不稳定（MSI-H）或错配修复基因缺陷型（dMMR）结直肠癌的一线治疗。

2. 治疗前靶点检测

食管癌：评估肿瘤表达 PD-L1 综合阳性评分（CPS）≥ 10。

结直肠癌：KRAS、NRAS 和 BRAF 均为野生型；MSI-H/dMMR。

3. 治疗方案

200 mg 静脉给药，每 3 周一次，每次持续至少 30 分钟，直至出现疾病进展或产生不可耐受的毒性。

（三）卡瑞利珠单抗

1. 适应证

（1）既往接受过索拉非尼治疗和 / 或含奥沙利铂系统化疗的晚期肝细胞癌患者的治疗。

（2）既往接受过一线化疗后疾病进展或不可耐受的局部晚期或转移性食管鳞癌患者的治疗。

2. 治疗前靶点检测

无。

3. 治疗方案

（1）肝细胞癌：3 mg/kg，每 3 周一次，直至出现疾病进展或产生不可耐受的毒性。

（2）食管鳞癌：200 mg，每 2 周一次，直至出现疾病进展或产生不可耐受的毒性。

（四）阿替利珠单抗

1. 适应证

不可切除的肝细胞癌患者。

2. 治疗前靶点检测

无。

3. 治疗方案

阿替利珠单抗 1200 mg + 贝伐珠单抗 15 mg/kg，每 3 周一次，直至出现疾病进展或产生不可耐受的毒性。

（五）恩沃利单抗

1. 适应证

不可切除或微卫星高度不稳定（MSI−H）或错配修复基因缺陷型（dMMR）的成人晚期实体瘤。

2. 治疗前靶点检测

MSI−H、dMMR。

3. 治疗方案

150 mg 皮下注射，每周一次，直至出现疾病进展或产生不可耐受的毒性。

三、血液肿瘤

（一）信迪利单抗

1. 适应证

至少经过二线系统化疗的复发或难治性经典型霍奇金淋巴瘤患者。

2. 治疗前靶点检测

无。

3. 治疗方案

200 mg/ 次，静脉注射每 3 周 1 次，直至出现疾病进展或产生不可耐受的毒性。

（二）卡瑞利珠单抗

1. 适应证

至少经过二线系统化疗的复发或难治性经典型霍奇金淋巴瘤患者。

2. 治疗前靶点检测

无。

3. 治疗方案

200 mg/ 次，每 2 周 1 次，直至出现疾病进展或产生不可耐受的毒性。

（三）替雷利珠单抗

1. 适应证

至少经过二线系统化疗的复发或难治性经典型霍奇金淋巴瘤患者。

2. 治疗前靶点检测

无。

3. 治疗方案

200 mg/ 次，每 3 周 1 次，直至出现疾病进展或产生不可耐受的毒性。

（四）派安普利单抗

1. 适应证

至少经过二线系统化疗的复发或难治性经典型霍奇金淋巴瘤成人患者。

2. 治疗前靶点检测

无。

3. 治疗方案

采用静脉输注的方式给药，推荐剂量为 200 mg，每 2 周给药一次，直至出现疾病进展或产生不可耐受的毒性。

（五）赛帕利单抗

1. 适应证

至少经过二线系统化疗的复发或难治性经典型霍奇金淋巴瘤成人患者。

2. 治疗前靶点检测

无。

3. 治疗方案

采用静脉输注的方式给药，推荐剂量为 240 mg，每 2 周给药一次，直至出现疾病进展或产生不可耐受的毒性。

四、泌尿系统肿瘤

替雷利珠单抗

1. 适应证

PD-L1 高表达的含铂化疗失败，包括新辅助或辅助化疗 12 个月内进展的局部晚期或转移性尿路上皮癌。

2. 治疗前靶点检测

PD-L1 表达由国家药品监督管理局批准的检测方法进行评估，PD-L1 高表达定义为：

（1）如果肿瘤浸润免疫细胞数 >1%，则定义为≥ 25% 的肿瘤细胞或≥ 25% 的免疫细胞存在 PD-L1 表达。

（2）如果肿瘤浸润免疫细胞数≤ 1%，则定义为≥ 25% 的肿瘤细胞或所有免疫细胞（100%）存在 PD-L1 表达。

3. 治疗方案

200 mg，静脉给药，每 3 周给药一次。直至出现疾病进展或产生不可耐受的毒性。

五、皮肤肿瘤

（一）帕博利珠单抗

1. 适应证

经一线治疗失败的不可切除或转移性黑色素瘤患者。

2. 治疗前靶点检测

无。

3. 治疗方案

2 mg/kg，静脉输注 30 分钟以上，每 3 周给药一次。直至出现疾病进展或产生不可耐受的毒性。

（二）特瑞普利单抗

1. 适应证

既往接受全身系统治疗失败的不可切除或转移性黑色素瘤患者。

2. 治疗前靶点检测

暂无要求。

3. 治疗方案

3 mg/kg，静脉输注，每 2 周一次。直至出现疾病进展或产生不可耐受的毒性。

六、头颈部肿瘤

（一）纳武利尤单抗

1. 适应证

接受含铂类方案治疗期间或之后出现疾病进展且肿瘤 PD-L1 表达阳性（定义为表达 PD-L1 的肿瘤细胞≥ 1%）的复发性或转移性头颈部鳞状细胞癌（SCCHN）患者。

2. 治疗前靶点检测

肿瘤 PD-L1 表达阳性（定义为表达 PD-L1 的肿瘤细胞≥ 1%）。

3. 治疗方案

3 mg/kg 或 240 mg 固定剂量，静脉注射，持续 30 分钟，每 2 周一次，直至出现疾病进展或产生不可耐受的毒性。

（二）帕博利珠单抗

1. 适应证

通过充分验证的检测评估肿瘤表达 PD-L1（综合阳性评分 CPS ≥ 20）的转移性或不可切除的复发性头颈部鳞状细胞癌（SCCHN）患者的一线治疗。

2. 治疗前靶点检测

肿瘤表达 PD-L1（综合阳性评分 CPS ≥ 20）。

3. 治疗方案

200 mg 静脉给药，每 3 周一次，每次持续至少 30 分钟。

（三）特瑞普利单抗

1. 适应证

既往接受过二线及以上系统治疗失败的复发或转移性鼻咽癌患者。

2. 治疗前靶点检测

暂无要求。

3. 治疗方案

3 mg/kg，静脉输注，每 2 周一次，重度肾功能损伤患者的数据有限。

（四）卡瑞利珠单抗

1. 适应证

（1）既往接受过二线及以上化疗后出现疾病进展或产生不可耐受的晚期鼻咽癌患者。

（2）联合顺铂和吉西他滨用于局部复发或转移性鼻咽癌的一线治疗。

2. 治疗前靶点检测测

暂无要求。

3. 治疗方案

200 mg 静脉给药，每 3 周一次，直至出现疾病进展或产生不可耐受的毒性。

七、国内外指南中 PD-1/PD-L1 抑制剂使用推荐

由于 PD-1/PD-L1 抑制剂药理作用的特殊性，

在多种恶性肿瘤中均表现出可观的疗效。目前，虽然各个国家或地区药品监督管理机构对 PD-1/PD-L1 抑制剂适应证审批大多以快速通道方式进行，但审批标准与进度各不相同，因此同一药物在不同国家或地区审批通过的适应证可能存在差异。随着恶性肿瘤治疗全面进入免疫时代，国内外相关机构结合目前最新的临床循证证据，将 PD-1/PD-L1 抑制剂的使用推荐更新至指南中[24-56]。目前国内外指南对 PD-1/PD-L1 抑制剂在各系统恶性肿瘤中的使用推荐见附表 3。

纳武利尤单抗和帕博利珠单抗作为最早上市的两个 PD-1 抑制剂，广泛用于复发、转移头颈部鳞癌，晚期食管癌、胃癌、肾癌，非小细胞肺癌，胸膜间皮瘤，中晚期肝细胞癌，子宫内膜癌，黑色素瘤，淋巴瘤，皮肤癌等癌种的治疗，并获得了良好的疗效，随着研究的不断深入，在部分瘤种中已从二三线治疗升至一线治疗，成为首选治疗方案。目前，国内外指南对纳武利尤单抗和帕博利珠单抗在各瘤种治疗中的推荐见附表 4、附表 5。

国产的 PD-1 抑制剂包括特瑞普利单抗、信迪利单抗、卡瑞利珠单抗、替雷利珠单抗、派安普利单抗，仅在国内上市，故推荐情况来源于 CSCO 指南，其中卡瑞利珠单抗应用范围较广，包括头颈部鳞癌、食管癌、非小细胞肺癌、肝细胞癌、肾癌和淋巴瘤；在恶性黑色素瘤治疗中仅特瑞普利单抗获得推荐；在尿路上皮癌治疗中仅替雷利珠单抗获得推荐。具体指南中推荐情况见附表 6~ 附表 10。

PD-L1 抑制剂由于自身特点，临床应用较 PD-1 抑制剂受限因素更多。其中，阿替利珠应用范围较度伐利尤单抗更为广泛。具体指南中推荐情况见附表 11~ 附表 14。

第四章　PD-1/PD-L1 抑制剂治疗全程管理

一、治疗监测

（一）治疗监测原则

PD-1/PD-L1 抑制剂不良反应较其他抗肿瘤药物发生率低，主要有输液反应及免疫相关不良反应。但严重免疫相关不良反应可能导致治疗停止甚至患者死亡，因此在治疗过程中应进行全程监测，包括治疗开始前的基线评估，每周期治疗过程中生命体征、血常规、生化、心肺功能等方面的监测。由于 PD-1/PD-L1 抑制剂的免疫相关不良反应存在延迟性，在首次治疗开始时至治疗结束后的数月内仍可能发生不良反应，因此治疗监测应在治疗结束后至少持续 5 个月。

（二）治疗监测临床路径

1. 治疗前检查项目及时间安排

（1）明确适应证及禁忌证。

（2）肿瘤的基线评估：启动治疗前 1~2 周内完善全身 PET-CT（如经济不允许，行颈 + 胸 + 腹 + 盆腔增强 CT，若病变位于头面部，加做相应部位增强 MRI 检查）、骨髓涂片 + 活检。

（3）患者的基线评估：启动治疗前 1~2 周完成临床评估（体格检查、自身免疫病史 / 特定器官疾病、内分泌疾病或传染性疾病病史、神经病学检查、排便习惯），完善血常规、尿常规、粪便常规 + 潜血、肝肾功、甲功、凝血功能、免疫八项（若为乙肝病毒携带者，加做 HBV-DNA 定量）、EBV-DNA 定量（若为 EBV 相关性霍奇金淋巴瘤）、心肌酶谱、T.B 淋巴细胞亚群、心电图、心脏彩超、肺功能等检查。

（4）明确既往用药情况。

（5）计算体重、体表面积，计算用药量。

（6）基线检查原则：根据 2021 版 CSCO《免疫检查点抑制剂相关的毒性管理指南》中相关内容

对患者进行治疗前基线检查。具体内容见附表 15。

2. 治疗中每周期检查项目及时间安排

（1）治疗中的药物相关不良反应监测：治疗前 3 天内完成血常规、肝肾功、尿常规、甲功、粪便常规 + 潜血、凝血功能、HBV-DNA 定量（若为乙肝病毒携带者）、EBV-DNA 定量（若为 EBV 相关性霍奇金淋巴瘤）、心肌酶谱、心电图检查；若有呼吸系统症状，行胸部 X 光检查（必要时胸部 CT）。

（2）每周期治疗过程中观察有无免疫相关不良反应。

3. 治疗结束后检查项目及时间安排

（1）治疗结束 5 个月内，每月行血常规、肝肾功、尿常规、粪便常规 + 潜血、甲功、凝血功能、HBV-DNA 定量（若为乙肝病毒携带者）、EBV-DNA 定量（若为 EBV 相关性霍奇金淋巴瘤）、心肌酶谱、心电图检查；若有呼吸系统症状，行胸部 X 光检查（必要时胸部 CT 检测）。

（2）治疗结束 5 个月后，伴随肿瘤评估（治疗结束后 2 年内每 3 个月影像学评估一次，2~5

年，每半年影像学评估一次，5 年后，每年评估一次）时，行血常规、肝肾功、尿常规、粪便常规 + 潜血、甲功、凝血功能、HBV-DNA 定量（若为乙肝病毒携带者）、EBV-DNA 定量（若为 EBV 相关性霍奇金淋巴瘤）、心肌酶谱、心电图检查；若有呼吸系统症状，行胸部 X 光检查（必要时胸部 CT 检测）。

（3）治疗过程中和治疗结束后监测原则：根据 2021 版 CSCO《免疫检查点抑制剂相关的毒性管理指南》中相关内容对患者进行治疗过程中和治疗结束后监测。具体内容见附表 16。

4. 特殊人群治疗监护

（1）老年患者（≥ 65 岁）可增加随访密度。

（2）肝肾功能不全者可考虑治疗期间每周复查肝肾功能。

（3）头颈肿瘤患者注意局部出血及对气道的影响。

二、疗效评估

（一）疗效评估原则

除度伐利尤单抗使用要求最长不超过 12 个月以外，其他 PD-1/PD-L1 抑制剂均持续用至出现疾病进展或产生无法耐受的不良反应。因此需要每 6~8 周对患者肿瘤情况进行评估，评价治疗效果。

治疗期间进行疗效评估时，识别假性进展和超进展对患者的治疗和管理至关重要。假性进展指肿瘤免疫治疗后，肿瘤可能出现短暂的体积增大或者病灶数量增加，随后出现肿瘤的迅速缩小或疾病稳定，通常在初次给药时发生。超进展指在第一次评估时，RECIST 标准表现为 PD，以及在基线（治疗开始前）和治疗（基线和第一次肿瘤评估之间）期间肿瘤生长速度增加 2 倍。

（二）疗效评估临床路径

1. 疗效评估方法及标准

由于 PD-1/PD-L1 抑制剂的作用特点，在治疗过程中可能存在假性进展或超进展情况，如使用传统疗效评估方法会与实际结果产生偏差。因此，国内外指南均推荐采用实体瘤免疫治疗反应评估标准（irRECIST）对使用 PD-1/PD-L1 抑制剂治疗的患者进行疗效评估。具体评估标准见附表 17。

2. 疗效评估周期及检查项目

（1）评估周期：每 6~8 周评估一次。

（2）检查项目：肿瘤部位影像学检查、肿瘤标记物。

第五章　药物不良反应防治

总体上PD-1/PD-L1抑制剂不良反应较细胞毒性药物更轻，主要为免疫激活后所导致的免疫相关不良反应，包括免疫相关肺炎、结肠炎、肝炎、肾炎、内分泌和皮肤不良反应等。各PD-1/PD-L1抑制剂免疫相关不良反应发生率和发生、持续时间存在差异。免疫相关不良反应临床试验数据汇总结果见附表18~附表28。整体不良反应应对策略为：根据不良反应严重程度决定是否继续进行免疫治疗；一线使用糖皮质激素＋对症治疗；如治疗效果不佳，二线使用免疫抑制剂治疗＋其他治疗。如糖皮质激素治疗有效，应在足疗程治疗后，逐渐减量至停药。

在临床治疗过程中，应密切监测患者不良反应情况，一旦发生及时上报并按照本手册进行处置。

一、风险人群用药

（一）血液系统风险人群用药

1. 血液系统风险因素

根据多项 PD-1/PD-L1 抑制剂相关临床研究报道，免疫治疗后可能出现免疫相关性溶血性贫血、免疫相关性血小板减少症、免疫相关再生障碍性贫血、免疫相关噬血细胞综合征等。因此，对于免疫治疗前若同时合并有上述疾病，如各种原因所致溶血性贫血、血小板减少、再生障碍性贫血、噬血细胞综合征，需谨慎衡量用药的获益及风险。

2. 应对措施

开始免疫治疗前，积极查找肿瘤以外的其他合并疾病，并针对性地治疗。若患者同时存在溶血性贫血、血小板减少、再生障碍性贫血、噬血细胞综合征等疾病，且明确为该肿瘤所致，可在密切监测患者血常规、肝肾功及生命体征的前提下应用 PD-1/PD-L1 抑制剂；若为其他疾病所致，建议积极控制原发病后，血常规指标恢复正常后再开始 PD-1/PD-L1 抑制剂的治疗。

（二）呼吸系统风险人群用药

1. 呼吸系统风险因素

根据多项临床研究报道，对于存在下述情况的患者，在进行免疫治疗前需谨慎衡量用药的获益及风险：

（1）间质性肺疾病。

（2）中重度肺功能受损。

（3）非肿瘤所致的低氧血症。

2. 应对措施

开始免疫治疗前，谨慎评估肺部基础疾病。对于慢阻肺患者，可应用支气管舒张剂等保持肺功能稳定。可逆性间质性肺疾病，如机化性肺炎、嗜酸细胞性肺炎等，可在治疗稳定后再予以免疫检查点抑制剂（ICIs），必要时加用小剂量的激素（≤ 10 mg/天）。

对于存在上述风险因素的患者，在药物选择方面还可通过下列措施减少可能的风险：

（1）避免双免疫治疗。

（2）若必须进行免疫治疗，则尽可能使用PD-L1抑制剂。

二、各系统免疫相关不良反应处置

（一）免疫相关皮肤不良反应

皮肤不良反应是最常见的免疫相关不良反应，纳武利尤单抗和帕博利珠单抗的免疫相关皮肤不良反应发生率在 34% 左右，可以发生在治疗早期，也可在治疗结束后出现，多数患者症状轻微，严重的较为罕见。

主要症状有：斑丘疹、瘙痒、苔藓样皮炎、银屑病、白癜风、大疱性类天疱疮、皮肤毛细血管增生症、Stevens-Johnson 综合征、中毒性表皮坏死松解症、药疹伴嗜酸性粒细胞增多和系统症状、Sweet 综合征。PD-1/PD-L1 抑制剂免疫相关皮肤不良反应试验数据汇总见附表 23。

CSCO[57]、NCCN[58] 和 ESMO 均有相关指南，但在严重程度分级以及处理方案上略有不同。

1. 斑丘疹

斑丘疹是最常见的皮疹。不同级别的斑丘疹治疗方案不同：1 级斑丘疹建议继续免疫治疗，同时避免皮肤刺激和阳光照射，局部使用润肤剂及中效类固醇乳膏，口服抗组胺药物；2 级斑丘疹建议仍可继续免疫治疗，局部使用润肤剂和中效或强效的类固醇乳膏；3 级斑丘疹建议暂停免疫治疗，除局部使用强效类固醇软膏治疗外，全身使用甲泼尼龙 0.5~1 mg/kg，根据患者治疗情况考虑是否恢复免疫治疗；4 级斑丘疹建议停止免疫治疗，静脉给予甲泼尼龙 1~2 mg/kg 治疗。对于斑丘疹的处理方案见附表 29。

2. 瘙痒

瘙痒也是 ICIs 引起的最常见的不良反应之一。荟萃分析显示，纳武利尤单抗和帕博利珠单抗引起的所有级别的瘙痒发生率为 13%~20%。NCCN 指南和 CSCO 指南将瘙痒分为 3 级，两个指南对于瘙痒的处理基本一致。1~2 级瘙痒仍可继续免疫治疗，通过口服抗组胺药和局部使用类固醇软膏进行治疗；3 级瘙痒建议暂停免疫治疗，口服抗组胺药，并全身使用甲泼尼龙 0.5~1 mg/kg 进行治疗。此外，文献报道阿瑞匹坦（80 mg，每日 1 次，服用 5 d）治疗纳武利尤单抗引起的难治性瘙痒效果较好。瘙痒的处理方案见附表 30。

3. 其他皮肤不良反应

其他皮肤不良反应包括苔藓样皮炎、银屑病、白癜风、大疱性类天疱疮、皮肤毛细血管增生等，具体出现时间及处理方案见附表 31。

（二）免疫相关心脏不良反应

心脏系统不良反应发生率较低，包括心肌病变、心包积液、心律失常，急性冠脉综合征和瓣膜病等。虽发生率低，但致死性较高，心肌炎死亡率为 39.7%~50%。由于 ICIs 造成严重心脏损害的发生率较低，目前的治疗建议主要基于个案报道和类似疾病的诊疗经验，尚无临床试验依据。主要应对措施参考 2019 年 NCCN 关于免疫治疗相关毒性作用的指南，不良反应处理方案见附表 32。

（三）免疫相关血液不良反应

PD-1/PD-L1 引起的免疫相关血液不良反应罕见，荟萃分析显示，贫血、粒细胞减少和血小板减少的发生率分别为 9.8%、0.94% 和 2.8%。主要包括自身免疫性溶血性贫血（AIHA）、免疫性血小板减少症（ITP）、中性粒细胞减少症、再生障碍性贫血（AA）、单纯红细胞再生障碍性贫血（PRCA）

和噬血细胞淋巴组织增多症（HLH）。

1. 自身免疫性溶血性贫血（AIHA）

AIHA 是报道最多的免疫相关血液不良反应，发生时间大多集中在用药 60 d 内，中位时间为 50 d。超过 80% 的患者贫血达到重度，需要输血支持。治疗建议泼尼松初始剂量 1.5~2 mg/kg/d，2~4 周后开始减量，治疗持续 3 个月左右，应用激素期间需停用 PD-1/PD-L1 抑制剂。

2. 免疫性血小板减少症（ITP）

ITP 是发生率第二高的血液系统不良反应，无特征性诊断指标，需要排查感染、肿瘤进展或其他药物因素，治疗前患有免疫疾病可能增加 ITP 发生率。大多数发生在用药后 12 周内，中位时间约为 41 d。免疫相关血小板减少症处理方案见附表 33。

如果 PLT 反应迅速，激素可以在足量应用 2~4 周后逐渐减停；一线治疗失败，可以考虑利妥昔单抗、脾切除术、血小板激动剂或二线免疫抑制药物（环孢素、硫唑嘌呤等）。

3. 中性粒细胞减少症

中性粒细胞减少较为罕见，发生的中位时间

为用药后第 3 周期，均为 3 级 ~4 级减少。

治疗：停用免疫治疗，给予预防性抗感染药物，糖皮质激素和 G-CSF 治疗。约在治疗 2 周左右恢复正常。

4. 再生障碍性贫血（AA）和纯红细胞再生障碍性贫血（PRCA）

通常发生在应用免疫治疗后 10 周，治疗方面尚缺乏高级别循证证据。建议治疗方案：停用免疫治疗，给予预防性抗感染药物，泼尼松或甲泼尼龙 1 mg/kg，G-CSF 和输血治疗；如 2 周后仍无恢复，建议尽快加用环孢素 3~5 mg/kg/d ± 雄激素并减停激素，必要时再应用抗胸腺球蛋白（ATG）。

5. 噬血细胞淋巴组织增多症（HLH）

HLH 是炎症因子大量激活导致多器官衰竭的一种罕见综合征，进展快，死亡率极高，与 T 细胞异常激活有关。中位发生时间为 26 d，死亡率达到 23%。治疗方面无指南，国外推荐：大剂量地塞米松为主，联合依托泊苷或环孢素等。国内报道：联合脂质体多柔比星，依托泊苷和甲泼尼龙作为成人难治性 HLH 的挽救治疗。目前文献报道较多的治疗方案为泼尼松或甲泼尼龙 1~2 mg/kg，联合霉酚酸酯或利妥昔单抗。

（四）免疫相关消化系统不良反应

1. 肝脏不良反应

单药治疗发生率为 5%~10%，3 级约为 1%~2%，平均发生时间为 14.1 周；联合治疗发生率为 25%~30%，3 级约为 15%，平均发生时间为 7.4 周。各 PD-1/PD-L1 抑制剂免疫相关肝炎不良反应试验数据汇总见附表 21，根据相关指南，处理方案见附表 34。

如分级为 3 级或 4 级，激素治疗有效，肝功能降至 2 级水平，可由静脉甲泼尼龙转换为口服泼尼松龙，之后约 4 周逐渐减停。如为 2 级，口服泼尼松龙治疗有效，可在 2 周内减停。如在激素治疗的过程中，肝功能仍进行性加重，需考虑升级强化治疗。如：口服泼尼松龙转换为静脉注射甲泼尼龙，静脉激素治疗 2~3 d，如无效，加用口服麦考酚酸酯（MMF）500~1000 mg bid。如 MMF 无效，可考虑加用他克莫司。也有采用抗胸腺细胞球蛋白（ATG）治疗的。ICIs 相关肝毒性通常在 4~6 周恢复。

2. 消化道不良反应

消化道是 PD-1/PD-L1 抑制剂不良反应最常见的受累部位。发生的中位时间是 7.4 周。高危因素包括服用非甾体抗炎药（NSAIDs），有炎症性肠病病史等。评估及处理方案见附表 35。

中度胃肠道不良反应如治疗有效，2~4 周减停；重度不良反应如治疗有效，4~8 周减停；如治疗效果不佳，调整剂量、剂型，必要时升级至英夫利昔单抗或维多利单抗。有报道，对于难治性不良反应，肠道菌群移植治疗有效。

（五）免疫相关肺炎

单药治疗时发生率＜ 5%，PD-1 发生率高于 PD-L1，发生时间从第一次治疗后数小时至 24 个月，中位时间为 2~3 个月。各 PD-1/PD-L1 抑制剂免疫相关肺炎不良反应试验数据汇总见附表 19。危险因素包括：联合治疗、年龄≥ 70 岁、亚洲人群、烟草暴露史、肺部基础疾病、基线肺功能受损、多线治疗。不同严重程度肺炎处理方案见附表 36。

（六）免疫相关肾炎

PD-1/PD-L1 抑制剂治疗引起肾脏并发症不常见，多为个案报道。引起急性肾损伤（AKI）最常见的病理类型为间质性肾炎，其他包括急性肾小管坏死、免疫复合物性肾小球肾炎、局灶节段性肾小球硬化、微小病变性肾病、血栓性微血管病也有少量报道。免疫相关肾炎试验数据汇总见附表 22。AKI 多发生于 PD-1 抑制剂治疗后 3~12 个月，多数无明显症状，因此，建议在基线期、3 个月和 12 个月进行尿液分析和血肌酐检测，以后每年检测一次，具体处理方案见附表 37。

（七）免疫相关内分泌系统不良反应

PD-1/PD-L1 抑制剂治疗中的内分泌系统不良反应可累及甲状腺、胰岛、脑垂体和肾上腺等。具体各腺体内分泌功能异常不良反应试验数据汇总见附表 24~ 附表 28。其中发生率最高的为甲状腺功能异常，但程度较轻。其他腺体内分泌异常发生率虽较低，但大多为 3 级以上的严重不良反应。因此在治疗过程中应加强监测，及时发现、尽早治疗。

1. 免疫相关甲状腺功能异常

使用 PD-1 抑制剂单药治疗时，甲状腺功能紊乱的发生率为 5%~10%，略高于 PD-L1 抑制剂治疗（0~5%）。具体而言，甲状腺功能减退多于甲状腺毒症。甲状腺损伤通常在用药后的几周至几个月内发生，多数患者发生在 8~12 周。最常见的表现是乏力、疲劳等。多数患者早期无明显症状，易漏诊；部分患者病程中出现甲状腺毒症向甲状腺功能减退的转变，需严密监测，及时调整治疗方案；半数患者甲状腺功能损伤为不可逆，需终身激素替代治疗。

甲状腺损伤易发生于女性、年龄较轻的群体。曾患其他自身免疫性疾病、既往有基础甲状腺疾病的患者，在应用 PD-1/PD-L1 抑制剂时，需加强甲状腺功能的监测。原有甲状腺基础疾病的患者使用 ICIs 后，病情可出现不同程度加重，需要调整药物剂量。

（1）甲状腺功能减退

如果患者出现无法解释的乏力、体重增加、毛发脱落、畏寒、便秘、抑郁和其他症状，需要考虑甲状腺功能减退的可能。如血清诊断发现促甲状腺激素（TSH）增高、游离 T4 降低则可以确诊。诊断甲状腺功能减退需完善以下基线检查，并请内分泌科协助会诊：TSH、FT4、FT3 和总甲状腺素（TTs）；如怀疑中枢性甲状腺功能减退应查血卵泡刺激素（follicle-stimulating hormone，FSH）、晨起皮质醇、黄体生成素（luteinizing hormone，LH）和肾上腺硫酸脱氢表雄酮等；女性加查雌二醇，男性加查睾酮；如确诊甲状腺功能减退，还需要加查垂体 MRI。具体处理方案见附表 38。

（2）甲状腺功能亢进

如果患者出现无法解释的心悸、出汗、进食和便次增多、体重减少，需要考虑甲状腺功能亢进的可能，如血清发现游离 T4 或总 T3 升高，合并 TSH 正常或降低则可确诊。甲状腺功能亢进也可以继发于甲状腺炎或 Graves' 病。如果患者同时服用 β - 受体阻滞剂，这些症状有可能被掩盖，因此应注意详细询问病史。诊断甲状腺功能亢进需完善以下基线检查，并请内分泌科协助会诊：TSH、FT4、FT3 和 TTs；基线值异常不影响治疗；如果不确定，则请内分泌科会诊；如TSH降低，游离T4或总T3升高，考虑检查甲状腺素过氧化物酶抗体和促甲状腺素受体抗体。对于甲状腺毒症患者可能发生甲状腺功能减退时，应每2~3周监测甲状腺功能。具体处理方案见附表39。

2. 免疫相关胰岛功能异常

PD-1/PD-L1抑制剂单药导致的1型糖尿病发生率较低，约为0.2%，糖尿病是ICIs药物的少见不良反应，主要见于PD-1的治疗。通常发生于药物使用后几周至1年内，平均20周左右发病。继发的1型糖尿病患者，常规有典型的多尿、口渴、体重下降、恶心和（或）呕吐等症状，应注意排除是否合并酮症酸中毒。如有血糖升高，应检查糖化血红蛋白，必要时可请内分泌科会诊。2级及2级以上需暂停ICIs，直至血糖控制平稳后可重启ICIs。

曾患其他自身免疫性疾病、携带HLA-DR4等1型糖尿病易感基因、肠道菌群紊乱的患者，应用PD-1/PD-L1抑制剂时应加强血糖监测。

若患者存在ICIs治疗史且用药前已确诊糖尿

病，用药后如出现血糖快速升高或酮症倾向则需加强血糖监测并完善以下检查，并请内分泌科协助会诊：胰岛功能（重新评估）、胰岛自身抗体、糖化血红蛋白、血 pH、尿或血浆酮体等。若患者使用 ICIs 前血糖正常，ICIs 治疗后满足以下三条之一时，可诊断为 ICIs 相关糖尿病，建议请内分泌科协助诊治：①典型糖尿病症状（高血糖所导致的烦渴、多饮、多尿、体重减轻）或皮肤瘙痒、视力模糊等急性代谢紊乱的临床表现，且随机血糖≥ 11.1 mmol/L；②空腹血糖（FPG）≥ 7.0 mmol/L；③ 75 g 葡萄糖负荷后 2 h 血糖≥ 11.1 mmol/L。应警惕糖尿病酮症酸中毒（DKA）的发生，为患者完善血气、尿酮体等检查，如 DKA 检查阳性暂停 ICIs 治疗，住院治疗，请内分泌科会诊，并按机构指南行 DKA 管理，在住院治疗团队、内分泌专家的指导下使用胰岛素。具体免疫相关胰岛功能异常处理方案见附表 40。

3. 免疫相关垂体功能异常

PD-1 抑制剂诱发的垂体炎发生率仅为 0.4%，PD-L1 抑制剂的发病率 <0.1%。PD-1/PD-L1 抑

制剂治疗时易在 3~5 个月出现，联合治疗 CTLA-4 抑制剂时出现垂体炎相对较早（平均为 30 d），发病时间多在用药后前半年内。最常见的表现为头痛和疲乏，其他症状包括神经精神症状、视觉障碍、失眠、胃肠道症状、性欲减退、体重减轻等；神经精神症状多种多样，可表现为幻觉、记忆力减退、情绪波动、意识模糊，占位效应所引起的视力障碍或尿崩症罕见。部分垂体炎患者可发生肾上腺危象。垂体功能减退各轴系的恢复情况和预后有差异，下丘脑 - 垂体 - 甲状腺腺轴（HPT 轴）和下丘脑 - 垂体 - 性腺轴（HPG 轴）较容易恢复，TSH 及促性腺激素分泌的恢复在 10~15 周后。下丘脑 - 垂体 - 肾上腺轴（HPA 轴）一般难以恢复，垂体受累的患者中 86%~100% 存在促肾上腺皮质激素（ACTH）缺乏，且多为永久性，伴随低催乳素水平往往提示肾上腺轴功能难以恢复。各种激素缺乏出现时间可能不同步，因此有必要长期监测激素水平。

垂体炎需完善以下基线检查，并请内分泌科协助会诊：垂体及靶腺激素的测定最好在早上

8:00 空腹进行，检查项目包括：甲状腺轴（TSH、FT4、FT3，可考虑检测“甲功五项”），肾上腺轴（血尿 ACTH，皮质醇），性腺轴（睾酮 / 雌二醇、FSH、LH），生长激素（GH）、胰岛素样生长因子 I（IGF-I）及催乳素。此外，若患者出现口渴、多饮、多尿，生化检验如电解质、血渗透压、尿渗透压及尿比重亦须同步检查。

目前暂无确切的垂体炎诊断标准。结合目前资料，建议参考以下两条标准：①有明确的 ICIs 使用病史，且垂体炎发病在使用药物后；②若在用药前基线垂体功能正常，用药后垂体激素缺乏≥ 1 种（必须有 TSH 或 ACTH 缺乏）且存在 MRI 异常；或用药后垂体激素缺乏≥ 2 种（必须有 TSH 或 ACTH 缺乏）以及有头痛和其他症状。

当临床上有可疑垂体功能减退的征象（恶心、呕吐、乏力、低血压、低钠血症等）出现时，应立即启动糖皮质激素治疗，请内分泌科协助诊治，避免垂体危象或肾上腺危象的发生。具体处理方案见附表 41。

4. 免疫相关肾上腺功能异常

PD-1/PD-L1 抑制剂单药导致的原发性肾上腺功能损伤（PAI）发生率较低，约为 0.7%，多于 PD-1 抑制剂单药治疗几个月后出现。相关临床表现常与垂体炎类似，严重者可发生肾上腺危象。怀疑 ICIs 相关 PAI 需及时请内分泌科医师会诊协助诊治，必要时转科治疗。怀疑肾上腺危象时无须等待检测结果，立即予以静脉补充氢化可的松和大量补液等治疗。PAI 及时诊治预后较好，但未及时救治的 PAI 可能是永久性的，需要长期激素替代治疗。目前临床观察的病例数量较少，仍需长期随访疗效及追踪疾病转归。

原发性肾上腺功能减退需完善以下基线检查，并请内分泌科协助会诊：血液电解质、ACTH 和晨起皮质醇等。诊断主要根据 ICIs 用药史、临床表现、血皮质醇和 ACTH 水平，必要时行 ACTH 兴奋试验与继发性肾上腺皮质功能减退鉴别。病因诊断需完善抗 21- 羟化酶抗体、肾上腺 CT 检查加以鉴别。诊断原则：考虑 ICIs 相关 PAI 首先结合患者既往病史及用药史，出现可疑肾上腺皮质功能减退的临床表现，再根据血皮质醇水平降低和 ACTH 水平升高，同时 ACTH 兴奋试验中皮质醇的反应降低，而 ACTH 仍保留对促肾上腺皮质激素释放激素刺激的反应加以诊断，需要请内分泌科协助诊治。具体处理方案见附表 42。

附　表

附表 1 国内上市 PD-1/PD-L1 抑制剂结合区域及药代动力学参数

药物名称	纳武利尤单抗	帕博利珠单抗	特瑞普利单抗	信迪利单抗	卡瑞利珠单抗	替雷利珠单抗	派安普利单抗	赛帕利单抗	度伐利尤单抗	阿替利珠单抗	恩沃利单抗	舒格利单抗
分类	PD-1	PD-1	PD-1	PD-1	PD-1	PD-1	PD-1	PD-1	PD-L1	PD-L1	PD-L1	PD-L1
主要结合位点	N 环结构	C′ D 环结构	FG 环结构	FG 环结构	CC′ 环和 FG 环结构	—	—	FG 环	CC′ 环和 N 末端区域	BC、CC′、C′ C″ 和 FG 环结构	—	—
结合面积 (Å2)	1487	2126	2011	322	2520	—	—	—	1624	2106	—	—
Kd (nmol/L)	1.45	0.027	0.324	0.25	3.31	—	—	0.175	0.667	0.4	—	—
ADA 发生率	8.5%	0.8%	18%	0.5%	14.5%	—	11.4%	18.7%	3.3%~4.3%	31.7%~41.9%	41.2%~63.7%	7.4%

续表

药物名称	纳武利尤单抗	帕博利珠单抗	特瑞普利单抗	信迪利单抗	卡瑞利珠单抗	替雷利珠单抗	派安普利单抗	赛帕利单抗	度伐利尤单抗	阿替利珠单抗	恩沃利单抗	舒格利单抗
药代动力学线性剂量区间 (mg/kg)	0.3~10	2~10	1~10	1~10	1~10	0.5~10	1~10	2~18	≥ 3	1~20	0.3~10	3~10
稳态分布容积 (L)	8.0	7.66	13.3	4.71	3.82	5.24	6.52	4.25	5.6	6.9	0.18~0.28	4.25
清除率 (mL/h)	9.5	9.17	10.8	9.98	22	48.79	12	7.6	8.2	8.33	0.4~0.9	7.3
半衰期 (d)	26.7	25.8	12.6	13.7	5.5	25.9	23.3	16.6	17	27	7~23	2.5
达稳时间（周）	12	18	6~8	12	8	—	—	—	16	6~9	16~24	—

附表 2 PD-1/PD-L1 抑制剂国内上市时间和批准适应证及用法用量

药品名称	上市时间	批准适应证	剂量	给药间隔	说明书版本
纳武利尤单抗	2018.06.15	非小细胞肺癌（NSCLC）、头颈部鳞状细胞癌（SCCHN）、胃或胃食管连接部腺癌	非小细胞肺癌：3 mg/kg；头颈部鳞癌、胃或胃食管连接部腺癌：3 mg/kg 或 240 mg；	每 2 周一次	2021.06.08
帕博利珠单抗	2018.07.25	黑色素瘤、非小细胞肺癌、食管癌、头颈部鳞状鳞癌、结直肠癌	2 mg/kg 或 200 mg	每 3 周一次	2021.06.08
特瑞普利单抗	2018.12.17	黑色素瘤	3 mg/kg	每 2 周一次	2021.04.07
信迪利单抗	2018.12.27	复发或难治性经典型霍奇金淋巴瘤、非小细胞肺癌、肝细胞癌	200 mg	每 3 周一次	2021.08.23
卡瑞利珠单抗	2019.05.29	经典型霍奇金淋巴瘤、肝细胞癌、非鳞状非小细胞肺癌、食管鳞癌、鼻咽癌	200 mg	每 2 周或 3 周一次	2021.09.13

续表

药品名称	上市时间	批准适应证	剂量	给药间隔	说明书版本
替雷利珠单抗	2019.12.16	经典型霍奇金淋巴瘤、尿路上皮癌、非小细胞肺癌、肝细胞癌	200 mg	每 3 周一次	2021.06.22
派安普利单抗	2021.08.03	复发或难治性经典型霍奇金淋巴瘤	200 mg	每 2 周一次	2021.09.23
赛帕利单抗	2021.08.25	复发或难治性经典型霍奇金淋巴瘤	240 mg	每 2 周一次	2021.08.25
度伐利尤单抗	2019.12.09	非小细胞肺癌、小细胞肺癌	10 mg/kg	每 2 周一次	2021.07.12
阿替利珠单抗	2020.02.13	小细胞肺癌、肝细胞癌、非小细胞肺癌	1200 mg	每 3 周一次	2021.06.22
恩沃利单抗	2021.11.25	MSI−H 或 dMMR 成人晚期实体瘤	150 mg 皮下注射	每周一次	2021.12.25
舒格利单抗	2021.12.21	非小细胞肺癌	1200 mg	每 3 周一次	2021.12.21

附表 3 PD-1/PD-L1 抑制剂在各系统肿瘤中应用的国内外指南推荐[24-56]

肿瘤类型	分类	治疗线次	方案	推荐等级	证据类别
复发 / 转移头颈部鳞癌	非鼻咽癌	一线治疗	帕博利珠单抗 + 顺铂 / 卡铂 +5-FU	Ⅰ级推荐	1A 类
			帕博利珠单抗（CPS ≥ 1）	Ⅰ级推荐	1A 类
		二线治疗	纳武利尤单抗	Ⅰ级推荐	1A 类
			帕博利珠单抗	Ⅱ级推荐	1A 类
	鼻咽癌	一线治疗	卡瑞利珠单抗 + 吉西他滨 + 顺铂	Ⅰ级推荐	1A 类
			特瑞普利单抗 + 吉西他滨 + 顺铂	Ⅰ级推荐	1A 类
			替雷利珠单抗 + 吉西他滨 + 顺铂	Ⅲ级推荐	1A 类
		二线治疗	特瑞普利单抗	Ⅱ级推荐	2A 类
			卡瑞利珠单抗	Ⅱ级推荐	2A 类
			派安普利单抗	Ⅲ级推荐	2A 类
			纳武利尤单抗	Ⅲ级推荐	2B 类
			帕博利珠单抗	Ⅲ级推荐	2B 类

续表

肿瘤类型	分类	治疗线次	方案	推荐等级	证据类别
食管癌		一线治疗	帕博利珠单抗 + 顺铂 +5-FU	Ⅰ级推荐	1A 类
			特瑞普利单抗 + 顺铂 + 紫杉醇	Ⅰ级推荐	
			信迪利单抗 + 顺铂 + 紫杉醇 /5-FU	Ⅰ级推荐	
			纳武利尤单抗 + 顺铂 +5-FU	Ⅰ级推荐	
			纳武利尤单抗 + 伊匹木单抗	Ⅰ级推荐	
			卡瑞利珠单抗 + 顺铂 + 紫杉醇	Ⅰ级推荐	
		二线治疗	卡瑞利珠单抗	Ⅰ级推荐	1A 类
			帕博利珠单抗（CPS ≥ 10）	Ⅰ级推荐	1A 类
			替雷利珠单抗	Ⅰ级推荐	
			纳武利尤单抗	Ⅱ级推荐	2A 类
		辅助治疗	纳武利尤单抗	Ⅱ级推荐	1A 类

续表

肿瘤类型	分类	治疗线次	方案	推荐等级	证据类别
非小细胞肺癌	Ⅳ期无驱动基因非鳞 NSCLC	一线治疗	帕博利珠单抗（TPS ≥ 50%）	Ⅰ级推荐	1A 类
			帕博利珠单抗（TPS1%~49%）	Ⅰ级推荐	2A 类
			帕博利珠单抗 + 培美曲塞 + 铂类	Ⅰ级推荐	1A 类
			卡瑞利珠单抗 + 培美曲塞 + 铂类	Ⅰ级推荐	1A 类
			信迪利单抗 + 培美曲塞 + 铂类	Ⅰ级推荐	1A 类
			替雷利珠单抗 + 培美曲塞 + 铂类	Ⅰ级推荐	1A 类
			阿替利珠单抗 + 培美曲塞 + 卡铂	Ⅰ级推荐	1A 类
			舒格利单抗 + 培美曲塞 + 铂类	Ⅰ级推荐	1A 类
			阿替利珠单抗 + 紫杉醇 + 卡铂 + 贝伐珠单抗	Ⅱ级推荐	1A 类
			阿替利珠单抗 + 白蛋白紫杉醇 + 卡铂	Ⅱ级推荐	1A 类

续表

肿瘤类型	分类	治疗线次	方案	推荐等级	证据类别
非小细胞肺癌	Ⅳ期无驱动基因非鳞NSCLC	一线治疗	特瑞普利单抗 + 培美曲塞 + 铂类	Ⅱ级推荐	1A 类
			纳武利尤单抗 + 伊匹木单抗（TPS ≥ 1%）	Ⅲ级推荐	
			纳武利尤单抗 + 伊匹木单抗 +2 周期培美曲塞 + 顺铂	Ⅲ级推荐	
	无驱动基因晚期非鳞NSCLC	二线治疗	纳武利尤单抗	Ⅰ级推荐	1A 类
			替雷利珠单抗	Ⅰ级推荐	1A 类
			帕博利珠单抗（TPS ≥ 1%）	Ⅱ级推荐	1A 类
			阿替利珠单抗	Ⅱ级推荐	1A 类
		同步化放疗巩固治疗	度伐利尤单抗	Ⅰ级推荐	1A 类
			舒格利单抗	Ⅲ级推荐	1A 类

续表

肿瘤类型	分类	治疗线次	方案	推荐等级	证据类别
非小细胞肺癌	无驱动基因非鳞 NSCLC	辅助治疗	阿替利珠单抗（TC ≥ 1%）	Ⅱ级推荐	
		新辅助治疗	纳武利尤单抗 + 含铂化疗	Ⅲ级推荐	1A 类
	晚期鳞状 NSCLC	一线治疗	帕博利珠单抗（TPS ≥ 50%）	Ⅰ级推荐	1A 类
			帕博利珠单抗（TPS ≥ 1%~49%）	Ⅰ级推荐	2A 类
			阿替利珠单抗（TC ≥ 50% 或 IC ≥ 10%）	Ⅰ级推荐	1A 类
			帕博利珠单抗 + 紫杉醇 / 白蛋白紫杉醇 + 铂类	Ⅰ级推荐	1A 类
			替雷利珠单抗 + 紫杉醇 / 白蛋白紫杉醇 + 卡铂	Ⅰ级推荐	1A 类
			信迪利单抗 + 吉西他滨 + 铂类	Ⅰ级推荐	1A 类
			卡瑞利珠单抗 + 紫杉醇 + 铂类	Ⅰ级推荐	1A 类
			舒格利单抗 + 紫杉醇 + 铂类	Ⅰ级推荐	1A 类
			派安普利单抗 + 紫杉醇 + 铂类	Ⅱ级推荐	1A 类

续表

肿瘤类型	分类	治疗线次	方案	推荐等级	证据类别
非小细胞肺癌	晚期鳞状NSCLC	一线治疗	特瑞普利单抗 + 培美曲塞 + 铂类	Ⅱ级推荐	1A 类
			纳武利尤单抗 + 伊匹木单抗（TPS ≥ 1%）	Ⅲ级推荐	
			纳武利尤单抗 + 伊匹木单抗 +2 周期紫杉醇 + 铂类	Ⅲ级推荐	
		二线治疗	纳武利尤单抗	Ⅰ级推荐	1A 类
			替雷利珠单抗	Ⅰ级推荐	1A 类
			帕博利珠单抗（TPS ≥ 1%）	Ⅱ级推荐	1A 类
			阿替利珠单抗	Ⅱ级推荐	1A 类
	局部晚期鳞状 NSCLC	同步化放疗巩固治疗	度伐利尤单抗	Ⅰ级推荐	1A 类
			舒格利单抗	Ⅲ级推荐	1A 类
	鳞状NSCLC	辅助治疗	阿替利珠单抗（TC ≥ 1%）	Ⅱ级推荐	
		新辅助治疗	纳武利尤单抗	Ⅲ级推荐	1A 类

续表

肿瘤类型	分类	治疗线次	方案	推荐等级	证据类别
广泛期小细胞肺癌		一线治疗	阿替利珠单抗 + 依托泊苷 / 卡铂	Ⅰ级推荐	1A 类
			度伐利尤单抗 + 依托泊苷 / 卡铂或顺铂	Ⅰ级推荐	1A 类
胸膜间皮瘤		一线治疗	纳武利尤单抗 + 伊匹木单抗	Ⅰ级推荐	1A 类
			度伐利尤单抗 + 培美曲塞 + 顺铂	Ⅱ级推荐	2A 类
			纳武利尤单抗 + 培美曲塞 + 顺铂	Ⅲ级推荐	3 类
		二线治疗	纳武利尤单抗	Ⅰ级推荐	1A 类
			纳武利尤单抗 + 伊匹木单抗	Ⅲ级推荐	3 类
			度伐利尤单抗 + 替西木单抗	Ⅲ级推荐	3 类
			帕博利珠单抗	Ⅲ级推荐	3 类
		三线及以上	纳武利尤单抗	Ⅰ级推荐	1A 类
			帕博利珠单抗	Ⅲ级推荐	3 类

续表

肿瘤类型	分类	治疗线次	方案	推荐等级	证据类别
乳腺癌	PS 0~1 分、IC ≥ 1% 的不手术局部晚期 / 转移性或 CPS ＞ 10 的晚期 TNBC	一线治疗	帕博利珠单抗 + 化疗	Ⅱ级推荐	1A 类
			阿替利珠单抗 + 白蛋白紫杉醇	Ⅱ级推荐	1A 类
	PS 0~1 分、早期 TNBC	新辅助治疗、辅助治疗	术前 4 周期帕博利珠单抗 + 紫杉醇 + 卡铂序贯 4 周期帕博利珠单抗 + 多柔比星 / 表柔比星 + 环磷酰胺，术后 9 周期帕博利珠单抗	Ⅲ级推荐	2A 类
			术前 6 次阿替利珠单抗（q2w）+12 次白蛋白紫杉醇（qw）序贯 4 周期阿替利珠单抗 + 多柔比星 + 环磷酰胺，术后 11 周期阿替利珠单抗	Ⅲ级推荐	2A 类

续表

肿瘤类型	分类	治疗线次	方案	推荐等级	证据类别
晚期胃癌	HER2 阴性	一线治疗	FOLFOX/XELOX + 纳武利尤单抗（CPS ≥ 5）	Ⅰ级推荐	1A 类
			XELOX + 信迪利单抗（CPS ≥ 5）	Ⅰ级推荐	1A 类
			FOLFOX/XELOX + 纳武利尤单抗（CPS < 5）	Ⅱ级推荐	1B 类
			XELOX + 信迪利单抗（CPS < 5）	Ⅱ级推荐	1B 类
			帕博利珠单抗（dMMR/MSI-H）	Ⅱ级推荐	2B 类
			帕博利珠单抗（CPS ≥ 1）	Ⅲ级推荐	
			纳武利尤单抗 + 伊匹木单抗（dMMR/MSI-H）	Ⅲ级推荐	2B 类
			帕博利珠单抗 + 顺铂 / 氟尿嘧啶（dMMR/MSI-H）	Ⅲ级推荐	2B 类
			纳武利尤单抗 +FOLFOX/XELOX（dMMR/MSI-H）	Ⅲ级推荐	2B 类

续表

肿瘤类型	分类	治疗线次	方案	推荐等级	证据类别
晚期胃癌	HER2 阳性	一线治疗	帕博利珠单抗（dMMR/MSI-H）	Ⅱ级推荐	2B 类
			帕博利珠单抗 + 曲妥珠单抗 /FP 或 XELOX	Ⅲ级推荐	2B 类
			纳武利尤单抗 + 伊匹木单抗（dMMR/MSI-H）	Ⅲ级推荐	2B 类
			帕博利珠单抗 + 顺铂 / 氟尿嘧啶（dMMR/MSI-H）	Ⅲ级推荐	2B 类
			纳武利尤单抗 +FOLFOX/XELOX（dMMR/MSI-H）	Ⅲ级推荐	2B 类
		二线治疗	恩沃利单抗（dMMR/MSI-H）	Ⅰ级推荐	2A 类
			帕博利珠单抗（dMMR/MSI-H）	Ⅱ级推荐	2B 类
		三线治疗	纳武利尤单抗	Ⅰ级推荐	1A 类

续表

肿瘤类型	分类	治疗线次	方案	推荐等级	证据类别
中晚期肝细胞癌	肝功能 Child-Pugh A 级或较好 B 级，HBV DNA < 500 IU/mL，PS 0~1 分	一线治疗	阿替利珠单抗 + 贝伐珠单抗	Ⅰ级推荐	1A 类
			信迪利单抗 + 贝伐珠单抗类似物	Ⅰ级推荐	1A 类
			度伐利尤单抗 + 替西木单抗	Ⅰ级推荐	1A 类
			卡瑞利珠单抗 + 阿帕替尼	Ⅱ级推荐	2A 类
			仑伐替尼 + 帕博利珠单抗	Ⅲ级推荐	2B 类
			仑伐替尼 + 纳武利尤单抗	Ⅲ级推荐	2B 类
			含奥沙利铂化疗 + 卡瑞利珠单抗	Ⅲ级推荐	2B 类
		二线治疗	帕博利珠单抗	Ⅰ级推荐	2A 类
			卡瑞利珠单抗	Ⅰ级推荐	2A 类
			替雷利珠单抗	Ⅰ级推荐	2A 类

续表

肿瘤类型	分类	治疗线次	方案	推荐等级	证据类别
中晚期肝细胞癌	肝功能 Child-Pugh A 级或较好 B 级，HBV DNA < 500 IU/mL，PS 0~1 分	二线治疗	卡瑞利珠单抗 +FOLFOX4	Ⅱ级推荐	2A 类
			卡瑞利珠单抗 + 阿帕替尼	Ⅱ级推荐	2A 类
			纳武利尤单抗 + 伊匹木单抗	Ⅲ级推荐	2A 类
晚期结直肠癌	dMMR/MSI-H	一线治疗	帕博利珠单抗	Ⅰ级推荐	1A 类
		二线治疗	PD-1/PD-L1 单抗	Ⅱ级推荐	2A 类
		三线治疗（一线未使用 ICIs）	PD-1/PD-L1 单抗	Ⅱ级推荐	2A 类

续表

肿瘤类型	分类	治疗线次	方案	推荐等级	证据类别
晚期肾癌	透明细胞癌，低风险组	一线治疗	仑伐替尼 + 帕博利珠单抗	Ⅰ级推荐	
			帕博利珠单抗 + 阿昔替尼	Ⅱ级推荐	1A 类
			阿替利珠单抗 + 贝伐珠单抗	Ⅱ级推荐	1A 类
			Avelumab + 阿昔替尼	Ⅲ级推荐	1A 类
			纳武利尤单抗 + 卡博替尼	Ⅲ级推荐	1B 类
	透明细胞癌，中、高风险组	一线治疗	帕博利珠单抗 + 阿昔替尼	Ⅰ级推荐	1A 类
			阿替利珠单抗 + 贝伐珠单抗	Ⅰ级推荐	1A 类
			纳武利尤单抗 + 伊匹木单抗	Ⅰ级推荐	1A 类
			仑伐替尼 + 帕博利珠单抗	Ⅰ级推荐	
			Avelumab + 阿昔替尼	Ⅲ级推荐	1A 类
			纳武利尤单抗 + 卡博替尼	Ⅲ级推荐	1B 类

续表

肿瘤类型	分类	治疗线次	方案	推荐等级	证据类别
晚期肾癌	透明细胞癌	二线及以上治疗	纳武利尤单抗	Ⅰ级推荐	1A 类
			帕博利珠单抗 + 阿昔替尼	Ⅱ级推荐	2B 类
			纳武利尤单抗 + 伊匹木单抗	Ⅱ级推荐	1A 类
			Avelumab + 阿昔替尼	Ⅲ级推荐	3 类
			卡瑞利珠单抗 + 法米替尼	Ⅲ级推荐	
	非透明细胞癌		纳武利尤单抗	Ⅱ级推荐	2B 类
			阿替利珠单抗 + 贝伐珠单抗（肉瘤样癌，PD-L1 ≥ 1%）	Ⅱ级推荐	2B 类
			纳武利尤单抗 + 卡博替尼	Ⅱ级推荐	

续表

肿瘤类型	分类	治疗线次	方案	推荐等级	证据类别
尿路上皮癌	晚期	一线治疗	帕博利珠单抗	Ⅰ级推荐	2A 类
			阿替利珠单抗	Ⅲ级推荐	3 类
		二线及以上治疗	替雷利珠单抗	Ⅰ级推荐	1A 类
			帕博利珠单抗	Ⅰ级推荐	1A 类
			特瑞普利单抗	Ⅰ级推荐	1A 类
			阿替利珠单抗	Ⅲ级推荐	3 类
			纳武利尤单抗	Ⅲ级推荐	3 类
			度伐利尤单抗	Ⅲ级推荐	3 类
			Avelumab	Ⅲ级推荐	3 类
		维持治疗	Avelumab	Ⅱ级推荐	1A 类
	非晚期	辅助治疗	纳武利尤单抗	Ⅰ级推荐	1A 类
		新辅助治疗	纳武利尤单抗 + 伊匹木单抗	Ⅲ级推荐	3 类

续表

肿瘤类型	分类	治疗线次	方案	推荐等级	证据类别
宫颈癌	晚期	一线治疗	帕博利珠单抗 + 顺铂 / 卡铂 / 紫杉醇 ± 贝伐珠单抗	Ⅰ级推荐	1 类
		二线及以上治疗	帕博利珠单抗（PD–L1 阳性表达或 dMMR/MSI–H）	Ⅱ级推荐	2A 类
			纳武利尤单抗（PD–L1 阳性表达）	Ⅱ级推荐	2A 类
复发或转移性子宫内膜癌			仑伐替尼 + 帕博利珠单抗	Ⅱ级推荐	2A 类
			帕博利珠单抗（TMB–H 或 dMMR/MSI–H）	Ⅱ级推荐	2A 类
			纳武利尤单抗（dMMR/MSI–H）	Ⅱ级推荐	2A 类
			Dostarlimab–gxly（dMMR/MSI–H）	Ⅲ级推荐	2B 类
复发性卵巢癌			帕博利珠单抗（dMMR/MSI–H）	Ⅱ级推荐	2A 类

续表

肿瘤类型	分类	治疗线次	方案	推荐等级	证据类别
黑色素瘤	皮肤黑色素瘤	术后辅助（Ⅱ期）	帕博利珠单抗 1 年	Ⅲ级推荐	2A 类
		术后辅助（Ⅲ期）	帕博利珠单抗 1 年	Ⅱ级推荐	1A 类
			特瑞普利单抗 1 年	Ⅲ级推荐	2A 类
			纳武利尤单抗 1 年	Ⅲ级推荐	2A 类
			伊匹木单抗 3 年	Ⅲ级推荐	2B 类
		术后辅助（Ⅳ期）	帕博利珠单抗 1 年	Ⅱ级推荐	1B 类
			特瑞普利单抗 1 年	Ⅲ级推荐	2B 类
		晚期一线	帕博利珠单抗 1 年	Ⅱ级推荐	1A 类
			特瑞普利单抗	Ⅱ级推荐	2A 类

续表

肿瘤类型	分类	治疗线次	方案	推荐等级	证据类别
黑色素瘤	皮肤黑色素瘤	晚期一线	纳武利尤单抗	Ⅲ级推荐	2A 类
			纳武利尤单抗 + 伊匹木单抗	Ⅲ级推荐	2A 类
		晚期二线	帕博利珠单抗	Ⅰ级推荐	1A 类
			特瑞普利单抗	Ⅰ级推荐	2A 类
			纳武利尤单抗	Ⅲ级推荐	2A 类
	黏膜黑色素瘤	术后辅助	特瑞普利单抗（PD-L1 阳性）	Ⅲ级推荐	
		晚期	特瑞普利单抗 ± 阿昔替尼	Ⅱ级推荐	2A 类
			帕博利珠单抗	Ⅲ级推荐	2B 类
			特瑞普利单抗	Ⅲ级推荐	2B 类

续表

肿瘤类型	分类	治疗线次	方案	推荐等级	证据类别
黑色素瘤	肢端黑色素瘤	术后辅助（Ⅲ期）	帕博利珠单抗 1 年	Ⅲ级推荐	2B 类
			纳武利尤单抗 1 年	Ⅲ级推荐	2B 类
			伊匹木单抗 3 年	Ⅲ级推荐	2B 类
			特瑞普利单抗 1 年	Ⅲ级推荐	2B 类
		晚期一线	帕博利珠单抗	Ⅲ级推荐	2B 类
			特瑞普利单抗	Ⅲ级推荐	2B 类
			纳武利尤单抗	Ⅲ级推荐	2B 类
			纳武利尤单抗 + 伊匹木单抗	Ⅲ级推荐	2B 类
		晚期二线	帕博利珠单抗	Ⅱ级推荐	2A 类
			特瑞普利单抗	Ⅱ级推荐	2A 类
			纳武利尤单抗	Ⅲ级推荐	2B 类

续表

肿瘤类型	分类	治疗线次	方案	推荐等级	证据类别
复发/难治恶性淋巴瘤	经典型霍奇金淋巴瘤		信迪利单抗	Ⅰ级推荐	1A 类
			卡瑞利珠单抗	Ⅰ级推荐	1A 类
			替雷利珠单抗	Ⅰ级推荐	1A 类
			派安普利单抗	Ⅰ级推荐	1A 类
			赛帕利单抗	Ⅰ级推荐	1A 类
			纳武利尤单抗	Ⅱ级推荐	1A 类
			帕博利珠单抗	Ⅱ级推荐	1A 类
			卡瑞利珠单抗 + 地西他滨	Ⅲ级推荐	2B 类
			纳武利尤单抗 + 维布妥昔单抗	Ⅲ级推荐	2B 类

续表

肿瘤类型	分类	治疗线次	方案	推荐等级	证据类别
复发 / 难治恶性淋巴瘤	原发纵隔大 B 细胞淋巴瘤		帕博利珠单抗	Ⅱ级推荐	1A 类
			卡瑞利珠单抗 + 吉西他滨 + 长春瑞滨 + 脂质体阿霉素	Ⅲ级推荐	2B 类
			纳武利尤单抗 ± 维布妥昔单抗	Ⅲ级推荐	2B 类
	节外 NK/T 细胞淋巴瘤		信迪利单抗	Ⅲ级推荐	3 类
			帕博利珠单抗	Ⅲ级推荐	3 类
			纳武利尤单抗	Ⅲ级推荐	3 类
	复发难治蕈样真菌病和塞扎里综合征		帕博利珠单抗	Ⅲ级推荐	2B 类

续表

肿瘤类型	分类	治疗线次	方案	推荐等级	证据类别
皮肤癌（非黑色素瘤）	转移性或复发默克尔细胞癌		帕博利珠单抗	Ⅱ级推荐	2A 类
			Avelumab	Ⅲ级推荐	2A 类
			纳武利尤单抗	Ⅲ级推荐	2B 类
	皮肤鳞癌		帕博利珠单抗	Ⅱ级推荐	2A 类
			Cemiplimab	Ⅲ级推荐	2A 类
			纳武利尤单抗	Ⅲ级推荐	3 类
MSI-H/dMMR 和 TMB-H 实体瘤	MSI-H/dMMR 晚期实体瘤	二线及以上治疗	恩沃利单抗	Ⅰ级推荐	2A 类
			帕博利珠单抗	Ⅰ级推荐	3A 类
	TMB-H 晚期实体瘤	二线及以上治疗	帕博利珠单抗	Ⅲ级推荐	3A 类

续表

肿瘤类型	分类	治疗线次	方案	推荐等级	证据类别
MSI-H/dMMR 和 TMB-H 实体瘤	MSI-H/dMMR 结直肠癌	一线治疗	帕博利珠单抗	Ⅰ级推荐	1A 类
			纳武利尤单抗 + 伊匹木单抗	Ⅲ级推荐	3A 类
		二线及以上治疗	帕博利珠单抗	Ⅰ级推荐	1A 类
			恩沃利单抗	Ⅰ级推荐	2A 类
			纳武利尤单抗	Ⅲ级推荐	3A 类
			纳武利尤单抗 + 伊匹木单抗	Ⅲ级推荐	3A 类

附表 4　国内外指南对纳武利尤单抗在各肿瘤治疗中的推荐 [24-30,33,36-38,42-46,48-56]

肿瘤类型	分类	治疗线次	方案	推荐等级	证据类别
复发 / 转移头颈部鳞癌	非鼻咽癌	二线治疗	纳武利尤单抗	Ⅰ级推荐	1A 类
	鼻咽癌	二线治疗	纳武利尤单抗	Ⅲ级推荐	2B 类
食管癌		一线治疗	纳武利尤单抗 + 顺铂 +5-FU	Ⅰ级推荐	
			纳武利尤单抗 + 伊匹木单抗	Ⅰ级推荐	
		二线治疗	纳武利尤单抗	Ⅱ级推荐	2A 类
		辅助治疗	纳武利尤单抗	Ⅱ级推荐	1A 类
胸膜间皮瘤		一线治疗	纳武利尤单抗 + 伊匹木单抗	Ⅰ级推荐	1A 类
			纳武利尤单抗 + 培美曲塞 + 顺铂	Ⅲ级推荐	3 类
		二线治疗	纳武利尤单抗	Ⅰ级推荐	1A 类
			纳武利尤单抗 + 伊匹木单抗	Ⅲ级推荐	3 类
		三线及以上	纳武利尤单抗	Ⅰ级推荐	1A 类

续表

肿瘤类型	分类	治疗线次	方案	推荐等级	证据类别
非小细胞肺癌	Ⅳ期无驱动基因非鳞 NSCLC	一线治疗	纳武利尤单抗 + 伊匹木单抗（TPS ≥ 1%）	Ⅲ级推荐	
		一线治疗	纳武利尤单抗 + 伊匹木单抗 +2 周期培美曲塞 + 顺铂	Ⅲ级推荐	
	无驱动基因晚期非鳞 NSCLC	二线治疗	纳武利尤单抗	Ⅰ级推荐	1A 类
	无驱动基因非鳞 NSCLC	新辅助治疗	纳武利尤单抗 + 含铂化疗	Ⅲ级推荐	1A 类
	晚期鳞状 NSCLC	一线治疗	纳武利尤单抗 + 伊匹木单抗（TPS ≥ 1%）	Ⅲ级推荐	
		一线治疗	纳武利尤单抗 + 伊匹木单抗 +2 周期紫杉醇 + 铂类	Ⅲ级推荐	
		二线治疗	纳武利尤单抗	Ⅰ级推荐	1A 类
	鳞状 NSCLC	新辅助治疗	纳武利尤单抗	Ⅲ级推荐	1A 类

续表

肿瘤类型	分类	治疗线次	方案	推荐等级	证据类别
晚期胃癌	HER2 阴性	一线治疗	FOLFOX/XELOX + 纳武利尤单抗（CPS ≥ 5）	Ⅰ级推荐	1A 类
			FOLFOX/XELOX + 纳武利尤单抗（CPS < 5）	Ⅱ级推荐	1B 类
			纳武利尤单抗 + 伊匹木单抗（dMMR/MSI-H）	Ⅲ级推荐	2B 类
			纳武利尤单抗 +FOLFOX/XELOX（dMMR/MSI-H）	Ⅲ级推荐	2B 类
	HER2 阳性	一线治疗	纳武利尤单抗 + 伊匹木单抗（dMMR/MSI-H）	Ⅲ级推荐	2B 类
			纳武利尤单抗 +FOLFOX/XELOX（dMMR/MSI-H）	Ⅲ级推荐	2B 类
		三线治疗	纳武利尤单抗	Ⅰ级推荐	1A 类

续表

肿瘤类型	分类	治疗线次	方案	推荐等级	证据类别
晚期肾癌	透明细胞癌，低风险组	一线治疗	纳武利尤单抗 + 卡博替尼	Ⅲ级推荐	1B 类
	透明细胞癌，中、高风险组	一线治疗	纳武利尤单抗 + 伊匹木单抗	Ⅰ级推荐	1A 类
			纳武利尤单抗 + 卡博替尼	Ⅲ级推荐	1B 类
	透明细胞癌	二线及以上治疗	纳武利尤单抗	Ⅰ级推荐	1A 类
			纳武利尤单抗 + 伊匹木单抗	Ⅱ级推荐	1A 类
	非透明细胞癌		纳武利尤单抗	Ⅱ级推荐	2B 类
			纳武利尤单抗 + 卡博替尼	Ⅱ级推荐	

续表

肿瘤类型	分类	治疗线次	方案	推荐等级	证据类别
中晚期肝细胞癌	肝功能 Child-Pugh A 级或较好 B 级，HBV DNA < 500 IU/mL，PS 0~1 分	一线治疗	仑伐替尼 + 纳武利尤单抗	Ⅲ级推荐	2B 类
		二线治疗	纳武利尤单抗 + 伊匹木单抗	Ⅲ级推荐	2A 类
尿路上皮癌	晚期	二线及以上治疗	纳武利尤单抗	Ⅲ级推荐	3 类
		辅助治疗	纳武利尤单抗	Ⅰ级推荐	1A 类
		新辅助治疗	纳武利尤单抗 + 伊匹木单抗	Ⅲ级推荐	3 类
宫颈癌	晚期	二线及以上治疗	纳武利尤单抗（PD-L1 阳性表达）	Ⅱ级推荐	2A 类
复发或转移性子宫内膜癌			纳武利尤单抗（dMMR/MSI-H）	Ⅱ级推荐	2A 类

续表

肿瘤类型	分类	治疗线次	方案	推荐等级	证据类别
黑色素瘤	皮肤黑色素瘤	术后辅助（Ⅲ期）	纳武利尤单抗 1 年	Ⅲ级推荐	2A 类
		晚期一线	纳武利尤单抗	Ⅲ级推荐	2A 类
			纳武利尤单抗 + 伊匹木单抗	Ⅲ级推荐	2A 类
		晚期二线	纳武利尤单抗	Ⅲ级推荐	2A 类
	肢端黑色素瘤	术后辅助（Ⅲ期）	纳武利尤单抗 1 年	Ⅲ级推荐	2B 类
		晚期一线	纳武利尤单抗	Ⅲ级推荐	2B 类
			纳武利尤单抗 + 伊匹木单抗	Ⅲ级推荐	2B 类
		晚期二线	纳武利尤单抗	Ⅲ级推荐	2B 类
复发 / 难治恶性淋巴瘤	经典型霍奇金淋巴瘤		纳武利尤单抗	Ⅱ级推荐	1A 类
			纳武利尤单抗 + 维布妥昔单抗	Ⅲ级推荐	2B 类

续表

肿瘤类型	分类	治疗线次	方案	推荐等级	证据类别
复发 / 难治恶性淋巴瘤	原发纵隔大 B 细胞淋巴瘤		纳武利尤单抗 ± 维布妥昔单抗	Ⅲ级推荐	2B 类
	节外 NK/T 细胞淋巴瘤		纳武利尤单抗	Ⅲ级推荐	3 类
皮肤癌（非黑色素瘤）	转移性或复发默克尔细胞癌		纳武利尤单抗	Ⅲ级推荐	2B 类
	皮肤鳞癌		纳武利尤单抗	Ⅲ级推荐	3 类
MSI-H/dMMR 和 TMB-H 实体瘤	MSI-H/dMMR 结直肠癌	一线治疗	纳武利尤单抗 + 伊匹木单抗	Ⅲ级推荐	3A 类
		二线及以上治疗	纳武利尤单抗	Ⅲ级推荐	3A 类
			纳武利尤单抗 + 伊匹木单抗	Ⅲ级推荐	3A 类

附表 5 国内外指南对帕博利珠单抗在各肿瘤治疗中的推荐 [24-30,33-56]

肿瘤类型	分类	治疗线次	方案	推荐等级	证据类别
复发 / 转移头颈部鳞癌	非鼻咽癌	一线治疗	帕博利珠单抗 + 顺铂 / 卡铂 +5-FU	Ⅰ级推荐	1A 类
			帕博利珠单抗（CPS ≥ 1）	Ⅰ级推荐	1A 类
		二线治疗	帕博利珠单抗	Ⅱ级推荐	1A 类
	鼻咽癌	二线治疗	帕博利珠单抗	Ⅲ级推荐	2B 类
食管癌		一线治疗	帕博利珠单抗 + 顺铂 +5-FU	Ⅰ级推荐	1A 类
		二线治疗	帕博利珠单抗（CPS ≥ 10）	Ⅰ级推荐	1A 类
非小细胞肺癌	Ⅳ期无驱动基因非鳞 NSCLC	一线治疗	帕博利珠单抗（TPS ≥ 50%）	Ⅰ级推荐	1A 类
		一线治疗	帕博利珠单抗（TPS1%~49%）	Ⅰ级推荐	2A 类
		一线治疗	帕博利珠单抗 + 培美曲塞 + 铂类	Ⅰ级推荐	1A 类

续表

肿瘤类型	分类	治疗线次	方案	推荐等级	证据类别
非小细胞肺癌	无驱动基因晚期非鳞NSCLC	二线治疗	帕博利珠单抗（TPS ≥ 1%）	Ⅱ级推荐	1A类
	晚期鳞状NSCLC	一线治疗	帕博利珠单抗（TPS ≥ 50%）	Ⅰ级推荐	1A类
			帕博利珠单抗（TPS ≥ 1%~49%）	Ⅰ级推荐	2A类
			帕博利珠单抗 + 紫杉醇 / 白蛋白紫杉醇 + 铂类	Ⅰ级推荐	1A类
		二线治疗	帕博利珠单抗（TPS ≥ 1%）	Ⅱ级推荐	1A类
胸膜间皮瘤		二线治疗	帕博利珠单抗	Ⅲ级推荐	3类
		三线及以上	帕博利珠单抗	Ⅲ级推荐	3类

续表

肿瘤类型	分类	治疗线次	方案	推荐等级	证据类别
乳腺癌	PS 0~1 分、IC ≥ 1% 的不手术局部晚期 / 转移性或 CPS > 10 的晚期 TNBC	一线治疗	帕博利珠单抗 + 化疗	Ⅱ级推荐	1A 类
	PS 0~1 分、早期 TNBC	新辅助治疗、辅助治疗	术前 4 周期帕博利珠单抗 + 紫杉醇 + 卡铂序贯 4 周期帕博利珠单抗 + 多柔比星 / 表柔比星 + 环磷酰胺，术后 9 周期帕博利珠单抗	Ⅲ级推荐	2A 类
中晚期肝细胞癌	肝功能 Child-Pugh A 级或较好 B 级，HBV DNA < 500 IU/mL，PS 0~1 分	一线治疗	仑伐替尼 + 帕博利珠单抗	Ⅲ级推荐	2B 类
		二线治疗	帕博利珠单抗	Ⅰ级推荐	2A 类

续表

肿瘤类型	分类	治疗线次	方案	推荐等级	证据类别
晚期胃癌	HER2 阴性	一线治疗	帕博利珠单抗（dMMR/MSI-H）	Ⅱ级推荐	2B类
			帕博利珠单抗（CPS ≥ 1）	Ⅲ级推荐	
			帕博利珠单抗 + 顺铂 / 氟尿嘧啶（dMMR/MSI-H）	Ⅲ级推荐	2B类
	HER2 阳性	一线治疗	帕博利珠单抗（dMMR/MSI-H）	Ⅱ级推荐	2B类
			帕博利珠单抗 + 曲妥珠单抗 /FP 或 XELOX	Ⅲ级推荐	2B类
			帕博利珠单抗 + 顺铂 / 氟尿嘧啶（dMMR/MSI-H）	Ⅲ级推荐	2B类
		二线治疗	帕博利珠单抗（dMMR/MSI-H）	Ⅱ级推荐	2B类
晚期结直肠癌	dMMR/MSI-H	一线治疗	帕博利珠单抗	Ⅰ级推荐	1A类

续表

肿瘤类型	分类	治疗线次	方案	推荐等级	证据类别
晚期肾癌	透明细胞癌，低风险组	一线治疗	仑伐替尼 + 帕博利珠单抗	Ⅰ级推荐	
			帕博利珠单抗 + 阿昔替尼	Ⅱ级推荐	1A 类
	透明细胞癌，中、高风险组	一线治疗	帕博利珠单抗 + 阿昔替尼	Ⅰ级推荐	1A 类
			仑伐替尼 + 帕博利珠单抗	Ⅰ级推荐	
	透明细胞癌	二线及以上治疗	帕博利珠单抗 + 阿昔替尼	Ⅱ级推荐	2B 类
尿路上皮癌	晚期	一线治疗	帕博利珠单抗	Ⅰ级推荐	2A 类
		二线及以上治疗	帕博利珠单抗	Ⅰ级推荐	1A 类
复发或转移性子宫内膜癌			仑伐替尼 + 帕博利珠单抗	Ⅱ级推荐	2A 类
			帕博利珠单抗（TMB-H 或 dMMR/MSI-H）	Ⅱ级推荐	2A 类

续表

肿瘤类型	分类	治疗线次	方案	推荐等级	证据类别
宫颈癌	晚期	一线治疗	帕博利珠单抗 + 顺铂 / 卡铂 / 紫杉醇 ± 贝伐珠单抗	Ⅰ级推荐	1 类
		二线及以上治疗	帕博利珠单抗（PD-L1 阳性表达或 dMMR/MSI-H）	Ⅱ级推荐	2A 类
复发性卵巢癌			帕博利珠单抗（dMMR/MSI-H）	Ⅱ级推荐	2A 类
复发 / 难治恶性淋巴瘤	经典型霍奇金淋巴瘤		帕博利珠单抗	Ⅱ级推荐	1A 类
	原发纵隔大 B 细胞淋巴瘤		帕博利珠单抗	Ⅱ级推荐	1A 类
	节外 NK/T 细胞淋巴瘤		帕博利珠单抗	Ⅲ级推荐	3 类
	复发难治蕈样真菌病和塞扎里综合征		帕博利珠单抗	Ⅲ级推荐	2B 类

续表

肿瘤类型	分类	治疗线次	方案	推荐等级	证据类别
黑色素瘤	皮肤黑色素瘤	术后辅助（Ⅱ期）	帕博利珠单抗 1 年	Ⅲ级推荐	2A 类
		术后辅助（Ⅲ期）	帕博利珠单抗 1 年	Ⅱ级推荐	1A 类
		术后辅助（Ⅳ期）	帕博利珠单抗 1 年	Ⅱ级推荐	1B 类
		晚期一线	帕博利珠单抗 1 年	Ⅱ级推荐	1A 类
		晚期二线	帕博利珠单抗	Ⅰ级推荐	1A 类
	肢端黑色素瘤	术后辅助（Ⅲ期）	帕博利珠单抗 1 年	Ⅲ级推荐	2B 类
		晚期一线	帕博利珠单抗	Ⅲ级推荐	2B 类
		晚期二线	帕博利珠单抗	Ⅱ级推荐	2A 类
	黏膜黑色素瘤	晚期	帕博利珠单抗	Ⅲ级推荐	2B 类

续表

肿瘤类型	分类	治疗线次	方案	推荐等级	证据类别
皮肤癌（非黑色素瘤）	转移性或复发默克尔细胞癌		帕博利珠单抗	Ⅱ级推荐	2A 类
	皮肤鳞癌		帕博利珠单抗	Ⅱ级推荐	2A 类
MSI-H/dMMR 和 TMB-H 实体瘤	MSI-H/dMMR 结直肠癌	一线治疗	帕博利珠单抗	Ⅰ级推荐	1A 类
		二线及以上治疗	帕博利珠单抗	Ⅰ级推荐	1A 类
	MSI-H/dMMR 晚期实体瘤	二线及以上治疗	帕博利珠单抗	Ⅰ级推荐	3A 类
	TMB-H 晚期实体瘤	二线及以上治疗	帕博利珠单抗	Ⅲ级推荐	3A 类

附表 6 CSCO 指南对特瑞普利单抗在各肿瘤治疗中的推荐[24,25,27,29,44,48,56]

肿瘤类型	分类	治疗线次	方案	推荐等级	证据类别
复发 / 转移头颈部鳞癌	鼻咽癌	一线治疗	特瑞普利单抗 + 吉西他滨 + 顺铂	Ⅰ级推荐	1A 类
		二线治疗	特瑞普利单抗	Ⅱ级推荐	2A 类
食管癌		一线治疗	特瑞普利单抗 + 顺铂 + 紫杉醇	Ⅰ级推荐	
非小细胞肺癌	Ⅳ期无驱动基因非鳞 NSCLC	一线治疗	特瑞普利单抗 + 培美曲塞 + 铂类	Ⅱ级推荐	1A 类
	晚期鳞状 NSCLC	一线治疗	特瑞普利单抗 + 培美曲塞 + 铂类	Ⅱ级推荐	1A 类
尿路上皮癌	晚期	二线及以上治疗	特瑞普利单抗	Ⅰ级推荐	1A 类

续表

肿瘤类型	分类	治疗线次	方案	推荐等级	证据类别
黑色素瘤	皮肤黑色素瘤	术后辅助（Ⅲ期）	特瑞普利单抗 1 年	Ⅲ级推荐	2A 类
		术后辅助（Ⅳ期）	特瑞普利单抗 1 年	Ⅲ级推荐	2B 类
		晚期一线	特瑞普利单抗	Ⅱ级推荐	2A 类
		晚期二线	特瑞普利单抗	Ⅰ级推荐	2A 类
	肢端黑色素瘤	术后辅助（Ⅲ期）	特瑞普利单抗 1 年	Ⅲ级推荐	2B 类
		晚期一线	特瑞普利单抗	Ⅲ级推荐	2B 类
		晚期二线	特瑞普利单抗	Ⅱ级推荐	2A 类
	黏膜黑色素瘤	术后辅助	特瑞普利单抗（PD-L1 阳性）	Ⅲ级推荐	
		晚期	特瑞普利单抗 ± 阿昔替尼	Ⅱ级推荐	2A 类
			特瑞普利单抗	Ⅲ级推荐	2B 类

附表 7 CSCO 指南对信迪利单抗在各肿瘤治疗中的推荐[27,29,36,51,56]

肿瘤类型	分类	治疗线次	方案	推荐等级	证据类别
食管癌		一线治疗	信迪利单抗 + 顺铂 + 紫杉醇 /5-FU	Ⅰ级推荐	
非小细胞肺癌	Ⅳ期无驱动基因非鳞 NSCLC	一线治疗	信迪利单抗 + 培美曲塞 + 铂类	Ⅰ级推荐	1A 类
	晚期鳞状 NSCLC	一线治疗	信迪利单抗 + 吉西他滨 + 铂类	Ⅰ级推荐	1A 类
晚期胃癌	HER2 阴性	一线治疗	XELOX + 信迪利单抗（CPS ≥ 5）	Ⅰ级推荐	1A 类
			XELOX + 信迪利单抗（CPS ＜ 5）	Ⅱ级推荐	1B 类

续表

肿瘤类型	分类	治疗线次	方案	推荐等级	证据类别
中晚期肝细胞癌	肝功能 Child-Pugh A 级或较好 B 级，HBV DNA < 500 IU/mL，PS 0~1 分	一线治疗	信迪利单抗 + 贝伐珠单抗类似物	Ⅰ级推荐	1A 类
复发 / 难治恶性淋巴瘤	经典型霍奇金淋巴瘤		信迪利单抗	Ⅰ级推荐	1A 类
	节外 NK/T 细胞淋巴瘤		信迪利单抗	Ⅲ级推荐	3 类

附表 8　CSCO 指南对卡瑞利珠单抗在各肿瘤治疗中的推荐 [24,25,27,29,42,51,56]

肿瘤类型	分类	治疗线次	方案	推荐等级	证据类别
复发 / 转移头颈部鳞癌	鼻咽癌	一线治疗	卡瑞利珠单抗 + 吉西他滨 + 顺铂	Ⅰ级推荐	1A 类
		二线治疗	卡瑞利珠单抗	Ⅱ级推荐	2A 类
食管癌		一线治疗	卡瑞利珠单抗 + 顺铂 + 紫杉醇	Ⅰ级推荐	
		二线治疗	卡瑞利珠单抗	Ⅰ级推荐	1A 类
非小细胞肺癌	Ⅳ期无驱动基因非鳞 NSCLC	一线治疗	卡瑞利珠单抗 + 培美曲塞 + 铂类	Ⅰ级推荐	1A 类
	晚期鳞状 NSCLC	一线治疗	卡瑞利珠单抗 + 紫杉醇 + 铂类	Ⅰ级推荐	1A 类
晚期肾癌	透明细胞癌	二线及以上治疗	卡瑞利珠单抗 + 法米替尼	Ⅲ级推荐	

续表

肿瘤类型	分类	治疗线次	方案	推荐等级	证据类别
中晚期肝细胞癌	肝功能 Child-Pugh A 级或较好 B 级，HBV DNA < 500 IU/mL，PS 0~1 分	一线治疗	卡瑞利珠单抗 + 阿帕替尼	Ⅱ级推荐	2A 类
			含奥沙利铂化疗 + 卡瑞利珠单抗	Ⅲ级推荐	2B 类
		二线治疗	卡瑞利珠单抗	Ⅰ级推荐	2A 类
			卡瑞利珠单抗 +FOLFOX4	Ⅱ级推荐	2A 类
			卡瑞利珠单抗 + 阿帕替尼	Ⅱ级推荐	2A 类
复发 / 难治恶性淋巴瘤	经典型霍奇金淋巴瘤		卡瑞利珠单抗	Ⅰ级推荐	1A 类
			卡瑞利珠单抗 + 地西他滨	Ⅲ级推荐	2B 类
	原发纵隔大 B 细胞淋巴瘤		卡瑞利珠单抗 + 吉西他滨 + 长春瑞滨 + 脂质体阿霉素	Ⅲ级推荐	2B 类

附表 9　CSCO 指南对替雷利珠单抗在各肿瘤治疗中的推荐[24,26,27,29,44,51,56]

肿瘤类型	分类	治疗线次	方案	推荐等级	证据类别
复发 / 转移头颈部鳞癌	鼻咽癌	一线治疗	替雷利珠单抗 + 吉西他滨 + 顺铂	Ⅲ级推荐	1A 类
食管癌		二线治疗	替雷利珠单抗	Ⅰ级推荐	
非小细胞肺癌	Ⅳ期无驱动基因非鳞 NSCLC	一线治疗	替雷利珠单抗 + 培美曲塞 + 铂类	Ⅰ级推荐	1A 类
	无驱动基因晚期非鳞 NSCLC	二线治疗	替雷利珠单抗	Ⅰ级推荐	1A 类
	晚期鳞状 NSCLC	一线治疗	替雷利珠单抗 + 紫杉醇 / 白蛋白紫杉醇 + 卡铂	Ⅰ级推荐	1A 类
		二线治疗	替雷利珠单抗	Ⅰ级推荐	1A 类

续表

肿瘤类型	分类	治疗线次	方案	推荐等级	证据类别
中晚期肝细胞癌	肝功能 Child-Pugh A 级或较好 B 级，HBV DNA < 500 IU/mL，PS 0~1 分	二线治疗	替雷利珠单抗	Ⅰ级推荐	2A 类
尿路上皮癌	晚期	二线及以上治疗	替雷利珠单抗	Ⅰ级推荐	1A 类
复发 / 难治恶性淋巴瘤	经典型霍奇金淋巴瘤		替雷利珠单抗	Ⅰ级推荐	1A 类

附表 10 CSCO 指南对派安普利单抗在各肿瘤治疗中的推荐[24,25,29,51,56]

肿瘤类型	分类	治疗线次	方案	推荐等级	证据类别
复发 / 转移头颈部鳞癌	鼻咽癌	二线治疗	派安普利单抗	Ⅲ级推荐	2A 类
非小细胞肺癌	晚期鳞状 NSCLC	一线治疗	派安普利单抗 + 紫杉醇 + 铂类	Ⅱ级推荐	1A 类
复发 / 难治恶性淋巴瘤	经典型霍奇金淋巴瘤		派安普利单抗	Ⅰ级推荐	1A 类

附表 11　国内外指南对度伐利尤单抗在各肿瘤治疗中的推荐[29-33,38,44,56]

肿瘤类型	分类	治疗线次	方案	推荐等级	证据类别
非小细胞肺癌	无驱动基因局部晚期 NSCLC	同步化放疗巩固治疗	度伐利尤单抗	Ⅰ级推荐	1A 类
	局部晚期鳞状 NSCLC	同步化放疗巩固治疗	度伐利尤单抗	Ⅰ级推荐	1A 类
广泛期小细胞肺癌		一线治疗	度伐利尤单抗 + 依托泊苷 / 卡铂或顺铂	Ⅰ级推荐	1A 类
胸膜间皮瘤		一线治疗	度伐利尤单抗 + 培美曲塞 + 顺铂	Ⅱ级推荐	2A 类
		二线治疗	度伐利尤单抗 + 替西木单抗	Ⅲ级推荐	3 类
中晚期肝细胞癌	肝功能 Child-Pugh A 级或较好 B 级，HBV DNA < 500 IU/mL，PS 0~1 分	一线治疗	度伐利尤单抗 + 替西木单抗	Ⅰ级推荐	1A 类
尿路上皮癌	晚期	二线及以上治疗	度伐利尤单抗	Ⅲ级推荐	3 类

附表 12 国内外指南对阿替利珠单抗在各肿瘤治疗中的推荐 [29-32,34,35,38,42-44,56]

肿瘤类型	分类	治疗线次	方案	推荐等级	证据类别
非小细胞肺癌	Ⅳ期无驱动基因非鳞 NSCLC	一线治疗	阿替利珠单抗 + 培美曲塞 + 卡铂	Ⅰ级推荐	1A 类
			阿替利珠单抗 + 紫杉醇 + 卡铂 + 贝伐珠单抗	Ⅱ级推荐	1A 类
			阿替利珠单抗 + 白蛋白紫杉醇 + 卡铂	Ⅱ级推荐	1A 类
	无驱动基因晚期非鳞 NSCLC	二线治疗	阿替利珠单抗	Ⅱ级推荐	1A 类
	无驱动基因非鳞 NSCLC	辅助治疗	阿替利珠单抗（TC ≥ 1%）	Ⅱ级推荐	
	晚期鳞状 NSCLC	一线治疗	阿替利珠单抗（TC ≥ 50% 或 IC ≥ 10%）	Ⅰ级推荐	1A 类
		二线治疗	阿替利珠单抗	Ⅱ级推荐	1A 类
	鳞状 NSCLC	辅助治疗	阿替利珠单抗（TC ≥ 1%）	Ⅱ级推荐	

续表

肿瘤类型	分类	治疗线次	方案	推荐等级	证据类别
广泛期小细胞肺癌		一线治疗	阿替利珠单抗 + 依托泊苷 / 卡铂	Ⅰ级推荐	1A 类
乳腺癌	PS 0~1 分、IC ≥ 1% 的不手术局部晚期 / 转移性或 CPS > 10 的晚期 TNBC	一线治疗	阿替利珠单抗 + 白蛋白紫杉醇	Ⅱ级推荐	1A 类
	PS 0~1 分、早期 TNBC	新辅助治疗、辅助治疗	术前 6 次阿替利珠单抗（q2w）+12 次白蛋白紫杉醇（qw）序贯 4 周期阿替利珠单抗 + 多柔比星 + 环磷酰胺，术后 11 周期阿替利珠单抗	Ⅲ级推荐	2A 类
尿路上皮癌	晚期	一线治疗	阿替利珠单抗	Ⅲ级推荐	3 类
		二线及以上治疗	阿替利珠单抗	Ⅲ级推荐	3 类

续表

肿瘤类型	分类	治疗线次	方案	推荐等级	证据类别
中晚期肝细胞癌	肝功能 Child-Pugh A 级或较好 B 级，HBV DNA < 500 IU/mL，PS 0~1 分	一线治疗	阿替利珠单抗 + 贝伐珠单抗	Ⅰ级推荐	1A 类
晚期肾癌	透明细胞癌，低风险组	一线治疗	阿替利珠单抗 + 贝伐珠单抗	Ⅱ级推荐	1A 类
	透明细胞癌，中、高风险组	一线治疗	阿替利珠单抗 + 贝伐珠单抗	Ⅰ级推荐	1A 类
	非透明细胞癌		阿替利珠单抗 + 贝伐珠单抗（肉瘤样癌，PD-L1 ≥ 1%）	Ⅱ级推荐	2B 类

附表 13 CSCO 指南对恩沃利单抗在各肿瘤治疗中的推荐 [36,56]

肿瘤类型	分类	治疗线次	方案	推荐等级	证据类别
晚期胃癌		二线治疗	恩沃利单抗（dMMR/MSI-H）	Ⅰ级推荐	2A 类
MSI-H/dMMR 和 TMB-H 实体瘤	MSI-H/dMMR 结直肠癌	二线及以上治疗	恩沃利单抗	Ⅰ级推荐	2A 类
	MSI-H/dMMR 晚期实体瘤	二线及以上治疗	恩沃利单抗	Ⅰ级推荐	2A 类

附表 14 CSCO 指南对舒格利单抗在各肿瘤治疗中的推荐[29,56]

肿瘤类型	分类	治疗线次	方案	推荐等级	证据类别
非小细胞肺癌	Ⅳ期无驱动基因非鳞 NSCLC	一线治疗	舒格利单抗 + 培美曲塞 + 铂类	Ⅰ级推荐	1A 类
	无驱动基因局部晚期 NSCLC	同步化放疗巩固治疗	舒格利单抗	Ⅲ级推荐	1A 类
	晚期鳞状 NSCLC	一线治疗	舒格利单抗 + 紫杉醇 + 铂类	Ⅰ级推荐	1A 类
	局部晚期鳞状 NSCLC	同步化放疗巩固治疗	舒格利单抗	Ⅲ级推荐	1A 类

附表 15 PD-1/PD-L1 抑制剂治疗前检查原则

检查项目	Ⅰ级推荐	Ⅱ级推荐	Ⅲ级推荐
一般情况	体格检查（包括神经系统检查）， 全面询问患者的自身免疫性疾病、内分泌疾病、肺纤维化及感染性疾病（HBV、HCV 或 HIV 等）病史， 吸烟史、家族史、妊娠状况、既往接受抗肿瘤治疗的情况和基线用药情况， 排便习惯（频率、形状）	特定肿瘤类型的基因突变状态，如 NSCLC	
影像学检查	胸、腹和盆腔电子计算机断层扫描（CT）检查	特定部位的 CT 检查	脑磁共振（MRI）、全身骨扫描
血液学检查	血常规， 生化（包括血糖、血脂等）， 尿常规， 感染性疾病筛查：HBsAg、HBsAb、HBcAb，HCVAb，HIV 抗体和 HIV 抗原（p24）等	巨细胞病毒（CMV）抗体，T 细胞斑点（T-Spot）检测， 如果血糖升高，行糖化血红蛋白（HbA1c）检测， 既往有肺部疾病，如慢性阻塞性肺疾病（COPD）、间质性肺病的患者，建议检测 C 反应蛋白（CRP）、炎症因子	HBV-DNA、HCV-RNA 检测

续表

检查项目	Ⅰ级推荐	Ⅱ级推荐	Ⅲ级推荐
皮肤、黏膜	皮肤、黏膜检查，尤其针对有自身免疫性皮肤病史的患者		
胰腺	不需要行基线检查	若有症状，监测血、尿淀粉酶，并行胰腺影像学检查	
甲状腺	甲状腺功能检测（TFTs），包括促甲状腺激素（TSH）、游离甲状腺素（T3 和 T4）等	如果 TSH 高，查抗甲状腺过氧化物酶抗体（TPOAb）；如果 TSH 低，查促甲状腺激素受体抗体（TRAb）	
肾上腺、垂体	肾上腺：早晨 8 点血浆皮质醇、促肾上腺皮质激素（ACTH）等，垂体：TFTs	黄体生成素（LH）、卵泡刺激素（FSH）和睾酮等	
肺	静息或活动时血氧饱和度常规胸部影像学检查	既往有肺部疾病（如慢性阻塞性肺疾病（COPD）、间质性肺病、结节病或肺纤维化等）的患者，行肺功能检查和六分钟步行试验（6MWT）	

续表

检查项目	Ⅰ级推荐	Ⅱ级推荐	Ⅲ级推荐
心血管	心肌酶谱、心电图（ECG）、心脏彩超（射血分数）	心梗标志物（如肌钙蛋白Ⅰ或T等）、脑钠肽（BNP）或氨基末端B型脑钠肽前体（pro-BNP）	24小时动态ECG检查
类风湿性/骨骼肌		对既往有相关疾病的患者，酌情行关节检查/功能评估	根据临床情况，考虑C反应蛋白（CRP）、血沉（ESR）或肌酸磷酸激酶（CPK）

附表 16　PD-1/PD-L1 抑制剂治疗中及结束后监测原则

监测项目	Ⅰ级推荐	Ⅱ级推荐	Ⅲ级推荐
一般情况	在每次随访时均应进行临床症状及不良事件症状的评估，包括体格检查（含神经系统检查）、排便习惯等，根据异常结果，给予相应处置		
影像学检查	在 ICIs 治疗期间，每 4~6 周复查胸、腹、盆腔 CT 等，根据异常结果，给予相应处置	根部症状及体征，不定期行特定部位的 CT 检查	每半年至 1 年，复查脑 MRI、全身骨扫描
一般血液学检查	在 ICIs 治疗期间，每 2~3 周复查 1 次，然后每 6~12 周复查 1 次或根据指征复查血常规、生化全套等，根据异常结果，给予相应处置	如有指征，不定期对 HbA1c，HBsAg，HBsAb，HBcAb，HCVAb，CMV 抗体，T-spot 检测，HIV 抗体，HIV 抗原（p24）等进行监测	如有指征，不定期行 HBV-DNA、HCV-RNA 检查
皮肤、黏膜	每次查房均行皮肤、黏膜检查，尤其针对具有自身免疫性皮肤病史的患者；及时记录病变的类型和程度，根据异常结果，给予相应处置	监测受累的 BSA 和病变类型，摄影记录	如有指征，行皮肤活检
胰腺	如果无症状，无须常规监测	若有症状，及时行血、尿淀粉酶以及胰腺影像学检查，根据异常结果，给予相应处置	

续表

监测项目	Ⅰ级推荐	Ⅱ级推荐	Ⅲ级推荐
甲状腺	在 ICIs 治疗期间，每 4~6 周复查一次 TFTs，然后根据症状，每 12 周复查一次，根据异常结果，给予相应处置	如果 TSH 高，不定期查 TPOAb 如果 TSH 低，不定期查 TRAb	
肾上腺、垂体	在 ICIs 治疗期间，每 2~3 周复查早晨 8 点的血浆皮质醇、ACTH 以及 TFTs，然后每 6~12 周随访，根据异常结果，给予相应处置	必要时，不定期复查 LH、FSH、睾酮等	
肺	在 ICIs 治疗期间，每 4~6 周复查静息或活动时血氧饱和度，以及常规肺部影像学检查；ICI 治疗结束后，有必要长期专科随访，根据异常结果，给予相应处置	既往有肺部疾病（如 COPD、NSIP、结节病或肺纤维化等）的患者，不定期行肺功能和 6MWT	必要时可以考虑纤维支气管镜检查或肺部活检
心血管	在 ICIs 治疗期间，每 2~4 周复查 ECG、心肌酶谱等，根据异常结果，给予相应处置	不定期复查心梗标志物（如肌钙蛋白 I 或 T 等）、BNP 或 pro-BNP	必要时复查 24 小时动态 ECG
类风湿性 / 骨骼肌	如果无症状，无须常规监测	对先前存在疾病的患者，不定期行关节检查 / 功能评估	根据临床情况，检查 CRP、ESR 和肌酸磷酸激酶等

附表 17 实体瘤免疫治疗反应评估标准（irRECIST）

可测量病灶和不可测量病灶的定义，靶病灶的数量及部位	1. 可测量病灶： ① 肿瘤病灶至少有一条可以精确测量的径线（记录为最大径），其最小长度如下： A. CT：≥ 10 mm（层厚< 5 mm） B. X 线：≥ 20 mm C. 临床检查，游标卡尺测量≥ 10 mm ② 恶性淋巴结：CT：淋巴结短径≥ 15 mm ③ 基线及随访中，仅测量和随访短径 2. 不可测量病灶： ① 肿瘤病灶：CT：< 10 mm ② 恶性淋巴结：CT：10 mm ≤淋巴结短径< 15 mm ③ 其他无法测量的病灶：脑脊膜病灶、腹水、胸水或心包积液；炎性乳腺癌，皮肤 / 肺癌性淋巴管炎，影像学不能测量的查体发现的腹部包块等。 3. 特殊病灶： ① 骨病灶 A. 骨扫描、PET-CT 或者平片不适于测量，但可用于确认存在或者消失 B. 成骨病灶属不可测量病灶

续表

可测量病灶和不可测量病灶的定义，靶病灶的数量及部位	C．溶骨性病灶或者混合性病灶有确定的软组织成分（符合可测量定义），可作为可测量病灶进行评价 ② 囊性病灶 A．影像学定义的单纯囊肿，非恶性病灶，不予评价 B．转移性囊性病灶，符合可测量定义的，可以作为可测量病灶，但如果在同一患者中存在非囊性病灶，应优先选择非囊性病灶作为靶病灶 ③ 局部治疗后病灶 放疗或其他局部治疗部位的病灶，一般作为不可测量病灶，除非该病灶出现明显进展 4．靶病灶数量及部位： 最大的 5 处病灶作为靶病灶（每个器官 2 处），其他均作为非靶病灶
疗效评价	确认 iCPD：靶病灶或非靶病灶的增加、新靶病灶总长径增加≥ 5 mm，新非靶病灶增加或者出现其他新病灶， 确认 iCR，iPR 或 iSD：当再次评价时肿瘤与极限相比缩小并达到相应标准，此时需要将肿瘤总负荷基线重新设定为缩小后的结果， 仍为 iUPD：肿瘤大小或者范围基本没有变化或未达上述两种标准

附表 18 PD-1/PD-L1 抑制剂免疫相关不良反应试验数据汇总

药品通用名	免疫相关肺炎		免疫相关结肠炎		免疫相关肝炎		免疫相关肾炎		免疫相关皮肤反应	
	发生率（3 级以上发生率）	中位发生时间 / 持续时间	发生率（3 级以上发生率）	中位发生时间 / 持续时间	发生率（3 级以上发生率）	中位发生时间 / 持续时间	发生率（3 级以上发生率）	中位发生时间 / 持续时间	发生率（3 级以上发生率）	中位发生时间 / 持续时间
纳武利尤单抗	3.4%（0.8%）	3.6mo/1.5mo	13.1%（1.6%）	1.8mo/0.5mo	7.6%（1.9%）	2.1mo/1.5mo	2.8%（0.5%）	2.3mo/3.0mo	26.4%（1.2%）	1.4mo/4.3mo
帕博利珠单抗	3.6%（1.3%）	3.7mo/2.1mo	1.9%（1.2%）	3.6mo/1.3mo	0.6%（0.5%）	1.3mo/1.5mo	0.4%（0.3%）	4.9mo/1.8mo	1.6%（1.4%）	2.5mo/2.0mo
特瑞普利单抗	1.8%（1.0%）	2.1mo/8.3mo	0.2%（0.2%）	12.6mo/0.1mo	3.5%（3.2%）	1.4mo/1.6mo	0.8%（0.7%）	3.0mo/未达到	3.2%（—）	1.3mo/4.9mo
信迪利单抗	6.9%（3.5%）	2.2mo/0.9mo	0.2%（0.2%）	1.0mo/1.9mo	3.5%（3.2%）	1.0mo/1.9mo	0.4%（0.2%）	0.7~4.7mo/1.8mo	3.5%（0.9%）	0.8mo/1.1mo

续表

药品通用名	免疫相关肺炎		免疫相关结肠炎		免疫相关肝炎		免疫相关肾炎		免疫相关皮肤反应	
	发生率（3级以上发生率）	中位发生时间/持续时间	发生率（3级以上发生率）	中位发生时间/持续时间	发生率（3级以上发生率）	中位发生时间/持续时间	发生率（3级以上发生率）	中位发生时间/持续时间	发生率（3级以上发生率）	中位发生时间/持续时间
卡瑞利珠单抗	2.7%（1.7%）	1.7mo/1.8mo	0.9%（0.9%）	2.1mo/0.3mo	9.1%（9.0%）	1.8mo/1.2mo	0.4%（0.3%）	3.6mo/5.2mo	2.8%（0.7%）	1.6mo/2.0mo
替雷利珠单抗	2.9%（1.7%）	2.8mo/3.3mo	1.1%（0.8%）	1.2mo/0.4mo	1.8%（1.0%）	1.5mo/0.9mo	0.2%（0.1%）	未达到（0.5~2.1mo）/未达到	6.6%（0.8%）	1.76mo/5.5mo
派安普利单抗	1.5%（1.2%）	3.6mo/1.4mo	0.6%（—）	0.9mo/0.7mo	0.6%（0.6%）	0.9mo/2.0mo	0.4%（0.2%）	未达到（5.4~8.0mo）/未达到（6.1~8.5mo）	5.8%（1.3%）	1.2mo/1.7mo
赛帕利单抗	3.2%（1.4%）	1.9mo/2.0mo	0.3%（—）	1.5mo/—	1.1%（1.1%）	0.9mo/2.7mo	0.3%（0.3%）	1.5mo/—	4.0%（0.5%）	1.7mo/2.3mo

续表

药品通用名	免疫相关肺炎		免疫相关结肠炎		免疫相关肝炎		免疫相关肾炎		免疫相关皮肤反应	
	发生率（3 级以上发生率）	中位发生时间 / 持续时间	发生率（3 级以上发生率）	中位发生时间 / 持续时间	发生率（3 级以上发生率）	中位发生时间 / 持续时间	发生率（3 级以上发生率）	中位发生时间 / 持续时间	发生率（3 级以上发生率）	中位发生时间 / 持续时间
度伐利尤单抗	5.0%（1.2%）	1.8mo/ 4.9mo	18.0%（1.1%）	1.4mo/—	12.0%（5.0%）	1.2mo/—	6.3%（1.4%）	2.0mo/—	26.0%	—
阿替利珠单抗	2.7%	3.4mo/ 1.4mo	1.1%	4.7mo/ 1.2mo	2.0%（—）	1.5mo/ 2.1mo	0.1%	13.1mo/ 2.8mo		
恩沃利单抗	0.5%（0.25%）	1.75~4mo/ 未达到	0.8%（0.8%）	0.9mo/ 0.15mo	3.6%（2.8%）	3.6mo/ 0.7mo	0.5%（0.5%）	1.44mo/ 2.0mo	5.9%（1.5%）	1.5mo/ 1.35mo
舒格利单抗	1.3%（0.8%）	4.2mo 未达到	—	—	1.0%（0.6%）	2.8mo/ 未达到	—	—	5.1%（1.2%）	2.2mo/ 7.5mo

续表

药品通用名	免疫相关甲状腺功能亢进		免疫相关甲状腺功能减退		免疫相关胰岛功能异常		免疫相关垂体功能异常		免疫相关肾上腺功能异常	
	发生率（3级以上发生率）	中位发生时间/持续时间	发生率（3级以上发生率）	中位发生时间/持续时间	发生率（3级以上发生率）	中位发生时间/持续时间	发生率（3级以上发生率）	中位发生时间/持续时间	发生率（3级以上发生率）	中位发生时间/持续时间
纳武利尤单抗	9.6%（0.1%）	2.8mo/0.1~36.0mo	9.6%（0.1%）	2.8mo/0.1~36.0mo	0.2%（0.1%）	2.8mo/0.1~36.0mo	0.3%（0.2%）	2.8mo/0.1~36.0mo	0.6%（0.2%）	2.8mo/0.1~36.0mo
帕博利珠单抗	3.5%（0.1%）	1.4mo/2.1mo	9.0%（0.1%）	3.5mo/2d~29.9mo			0.5%（0.3%）	3.7mo/3.3mo		
特瑞普利单抗	4.8%（—）	1.8mo/1.4mo	12.9%（—）	2.8mo/7.2mo	2.8%（0.5%）	2.1mo/1.1mo	0.2%（0.2%）	7.4mo/3.7mo	0.3%（—）	4.2mo/11.3mo
信迪利单抗	4.3%（0.1%）	0.8mo/1.1mo	8.5%（0.2%）	2.8mo/2.1mo	2.6%		0.4%	1.4~6.9mo/—	0.4%	7.1mo/—
卡瑞利珠单抗	6.7%（—）	1.8mo/1.5mo	20.5%（—）	2.8mo/3.3mo	1.7%（0.9%）	1.5mo/0.7mo	0.1%（—）	1.9mo/3.8mo	0.4%（0.1%）	4.6mo/1.5mo

续表

药品通用名	免疫相关甲状腺功能亢进		免疫相关甲状腺功能减退		免疫相关胰岛功能异常		免疫相关垂体功能异常		免疫相关肾上腺功能异常	
	发生率（3 级以上发生率）	中位发生时间 / 持续时间	发生率（3 级以上发生率）	中位发生时间 / 持续时间	发生率（3 级以上发生率）	中位发生时间 / 持续时间	发生率（3 级以上发生率）	中位发生时间 / 持续时间	发生率（3 级以上发生率）	中位发生时间 / 持续时间
替雷利珠单抗	4.3%（0.1%）	1.4mo/ 2.1mo	7.4%（—）	3.4mo/ 2.1mo	0.4%（0.4%）	未达到（29d~10mo）/ 未达到			0.2%（—）	未达到（2.7~10.5mo）/ 未达到
派安普利单抗	6.2%（—）	1.4mo/ 1.4mo	16.1%（—）	2.8mo/ 4.6mo	0.9%（—）	8.5mo/ 1.4mo	0.6%（0.4%）	7.2mo/1.4mo		
赛帕利单抗	4.0%（0.3%）	1.0mo/ 1.1mo	16.6%（0.3%）	4.2mo/ 3.0mo	3.8%（1.3%）	1.6mo/ 1.0mo			0.6%（—）	未达到（0.6~3.1mo）/ 未达到
度伐利尤单抗	7.0%	—	11.0%	—	0.1%	1.4mo/ –	0.1%（—）	—	0.7%	—

续表

药品通用名	免疫相关甲状腺功能亢进		免疫相关甲状腺功能减退		免疫相关胰岛功能异常		免疫相关垂体功能异常		免疫相关肾上腺功能异常	
	发生率（3级以上发生率）	中位发生时间/持续时间	发生率（3级以上发生率）	中位发生时间/持续时间	发生率（3级以上发生率）	中位发生时间/持续时间	发生率（3级以上发生率）	中位发生时间/持续时间	发生率（3级以上发生率）	中位发生时间/持续时间
阿替利珠单抗	0.9%	2.1mo/2.6mo	5.2%	4.9mo/未达到	0.3%	4.3mo/1.6mo	0.1%（—）	4.2mo/未达到	0.3%	5.5mo/16.8mo
恩沃利单抗	9.0%（—）	2.0mo/1.15mo	13.6%（0.3%）	3.1mo/12.1mo	2.1%（0%）	7.5mo/1.0mo	—	—	—	—
舒格利单抗	11.4%（0.2%）	1.4mo/1.4mo	16.2%（1.0%）	2.9mo/5.9mo	1.2%（0%）	3.9mo/3.5mo	0.4%（—）	5.6mo/0.7mo	—	—

附表 19　PD-1/PD-L1 抑制剂免疫相关肺炎试验数据汇总

	纳武利尤单抗	帕博利珠单抗	特瑞普利单抗	信迪利单抗	卡瑞利珠单抗	替雷利珠单抗	派安普利单抗	赛帕利单抗	度伐利尤单抗	阿替利珠单抗	恩沃利单抗	舒格利单抗
发生率	3.4%	3.6%	1.8%	6.9%	2.7%	2.9%	1.5%	3.2%	5%	2.7%	0.5%	1.3%
3 级以上发生率	0.8%	1.3%	1.0%	3.5%	1.7%	1.7%	1.2%	1.4%	1.2%	—	0.25%	0.8%
中位发生时间	3.6mo	3.7mo	2.1mo	2.2mo	1.7mo	2.8mo	3.6mo	1.9mo	1.8mo	3.4mo	1.75~4mo	4.2mo
中位持续时间	1.5mo	2.1mo	8.3mo	0.9mo	1.8mo	3.3mo	1.4mo	2.0mo	4.9mo	1.4mo	未达到	未达到

附表 20 PD-1/PD-L1 抑制剂免疫相关结肠炎试验数据汇总

	纳武利尤单抗	帕博利珠单抗	特瑞普利单抗	信迪利单抗	卡瑞利珠单抗	替雷利珠单抗	派安普利单抗	赛帕利单抗	度伐利尤单抗	阿替利珠单抗	恩沃利单抗	舒格利单抗
发生率	13.1%	1.9%	0.2%	0.2%	0.9%	1.1%	0.6%	0.3%	18%	1.1%	0.8%	—
3 级以上发生率	1.6%	1.2%	0.2%	0.2%	0.9%	0.8%	—	—	1.1%	—	0.8%	—
中位发生时间	1.8mo	3.6mo	12.6mo	9.1mo	2.1mo	1.2mo	0.9mo	1.5mo	1.4mo	4.7mo	0.9mo	—
中位持续时间	0.5mo	1.3mo	0.1mo	0.7mo	0.3mo	0.4mo	0.7mo	未达到	未达到	1.2mo	0.15mo	—

附表 21　PD-1/PD-L1 抑制剂免疫相关肝炎试验数据汇总

	纳武利尤单抗	帕博利珠单抗	特瑞普利单抗	信迪利单抗	卡瑞利珠单抗	替雷利珠单抗	派安普利单抗	赛帕利单抗	度伐利尤单抗	阿替利珠单抗	恩沃利单抗	舒格利单抗
发生率	6.7%	0.6%	3.5%	3.5%	9.1%	1.8%	0.6%	1.1%	12.0%	2.0%	3.6%	1.0%
3 级以上发生率	1.9%	0.5%	3.2%	3.2%	9.0%	1.0%	0.6%	1.1%	5.0%	—	2.8%	0.6%
中位发生时间	2.1mo	1.3mo	1.4mo	1.0mo	1.8mo	1.5mo	0.9mo	0.9mo	1.2	1.5mo	3.6mo	2.8mo
中位持续时间	1.5mo	1.5mo	1.6mo	1.9mo	1.2mo	0.9mo	2.0mo	2.7mo	未达到	2.1mo	0.7mo	未达到

附表 22 PD-1/PD-L1 抑制剂免疫相关肾炎试验数据汇总

	纳武利尤单抗	帕博利珠单抗	特瑞普利单抗	信迪利单抗	卡瑞利珠单抗	替雷利珠单抗	派安普利单抗	赛帕利单抗	度伐利尤单抗	阿替利珠单抗	恩沃利单抗	舒格利单抗
发生率	2.8%	0.4%	0.8%	0.4%	0.4%	0.2%	0.4%	0.3%	6.3%	0.1%	0.5%	—
3 级以上发生率	0.5%	0.3%	0.7%	0.2%	0.3%	0.1%	0.2%	0.3%	1.4%	—	0.5%	—
中位发生时间	2.3mo	4.9mo	3.0mo	0.7~4.7mo	3.6mo	0.5~2.1mo	5.4~8.0mo	1.5mo	2.0mo	13.1mo	1.44mo	—
中位持续时间	3.0mo	1.8mo	未达到	1.8mo	5.2mo	未达到	6.1~8.5mo	—	未达到	2.8mo	2.0mo	—

附表 23　PD-1/PD-L1 抑制剂免疫相关皮肤不良反应试验数据汇总

	纳武利尤单抗	帕博利珠单抗	特瑞普利单抗	信迪利单抗	卡瑞利珠单抗	替雷利珠单抗	派安普利单抗	赛帕利单抗	度伐利尤单抗	阿替利珠单抗	恩沃利单抗	舒格利单抗
发生率	26.4%	1.6%	3.2%	3.5%	2.8%	6.6%	5.8%	4.0%	26%	—	5.9%	5.1%
3 级以上发生率	1.2%	1.4%	—	0.9%	0.7%	0.8%	1.3%	0.5%	—	—	1.5%	1.2%
中位发生时间	1.4mo	2.5mo	1.3mo	0.8mo	1.6mo	1.76mo	1.2mo	1.7mo	—	—	1.5mo	2.2mo
中位持续时间	4.3mo	2.0mo	4.9mo	1.1mo	2.0mo	5.5mo	1.7mo	2.3mo	—	—	1.35mo	7.5mo

附表 24 PD-1/PD-L1 抑制剂免疫相关甲状腺功能亢进试验数据汇总

	纳武利尤单抗	帕博利珠单抗	特瑞普利单抗	信迪利单抗	卡瑞利珠单抗	替雷利珠单抗	派安普利单抗	赛帕利单抗	度伐利尤单抗	阿替利珠单抗	恩沃利单抗	舒格利单抗
发生率	—	3.5%	4.8%	4.3%	6.7%	3.4%	6.2%	4.0%	7%	0.9%	0.9%	11.4%
3 级以上发生率	—	0.1%	—	0.1%	—	0.1%	—	0.3%	—	—	—	0.2%
中位发生时间	—	1.4mo	1.8mo	0.8mo	1.8mo	1.4mo	1.4mo	1.0mo	—	2.1mo	2.0mo	1.4mo
中位持续时间	—	2.1mo	1.4mo	1.1mo	1.5mo	2.1mo	1.4mo	1.1mo	—	2.6mo	1.15mo	1.4mo

附表 25 PD-1/PD-L1 抑制剂免疫相关甲状腺功能减退试验数据汇总

	纳武利尤单抗	帕博利珠单抗	特瑞普利单抗	信迪利单抗	卡瑞利珠单抗	替雷利珠单抗	派安普利单抗	赛帕利单抗	度伐利尤单抗	阿替利珠单抗	恩沃利单抗	舒格利单抗
发生率	—	9.0%	12.9%	8.5%	20.5%	7.4%	16.1%	16.6%	11%	5.2%	13.6%	16.2%
3 级以上发生率	—	0.1%	—	0.2%	—	—	—	0.3%	—	—	0.3%	1.0%
中位发生时间	—	3.5mo	2.8mo	2.8mo	2.8mo	3.4mo	2.8mo	4.2mo	—	4.9mo	3.1mo	2.9mo
中位持续时间	—	2d~29.9mo	7.2mo	2.1mo	3.3mo	2.1mo	4.6mo	3.0mo	—	未达到	12.1mo	5.9mo

附表 26　PD-1/PD-L1 抑制剂免疫相关胰岛功能异常试验数据汇总

	纳武利尤单抗	帕博利珠单抗	特瑞普利单抗	信迪利单抗	卡瑞利珠单抗	替雷利珠单抗	派安普利单抗	赛帕利单抗	度伐利尤单抗	阿替利珠单抗	恩沃利单抗	舒格利单抗
发生率	0.2%	—	2.8%	2.6%	1.5%	0.4%	0.9%	3.8%	0.1%	0.3%	2.1%	1.2%
3 级以上发生率	0.1%	—	0.5%	—	0.7%	0.4%	—	1.3%	—	—	—	—
中位发生时间	—	—	2.1mo	—	1.5mo	29d~10mo	8.5mo	1.6mo	1.4mo	4.2mo	7.5mo	3.9mo
中位持续时间	—	—	1.1mo	—	0.7mo	未达到	1.4mo	1.0mo	—	1.6mo	1.0mo	3.5mo

附表 27 PD-1/PD-L1 抑制剂免疫相关垂体功能异常试验数据汇总

	纳武利尤单抗	帕博利珠单抗	特瑞普利单抗	信迪利单抗	卡瑞利珠单抗	替雷利珠单抗	派安普利单抗	赛帕利单抗	度伐利尤单抗	阿替利珠单抗	恩沃利单抗	舒格利单抗
发生率	0.3%	0.5%	0.2%	0.4%	0.1%	—	0.6%	—	0.1%	0.1%	—	0.4%
3 级以上发生率	0.2%	0.3%	0.2%	—	—	—	0.4%	—	—	—	—	—
中位发生时间	—	3.7mo	7.4mo	1.4~6.9mo	1.9mo	—	7.2mo	—	—	4.2mo	—	5.6mo
中位持续时间	—	3.3mo	3.7mo	未达到	3.8mo	—	1.4mo	—	—	未达到	—	0.7mo

附表 28 PD-1/PD-L1 抑制剂免疫相关肾上腺功能异常试验数据汇总

	纳武利尤单抗	帕博利珠单抗	特瑞普利单抗	信迪利单抗	卡瑞利珠单抗	替雷利珠单抗	派安普利单抗	赛帕利单抗	度伐利尤单抗	阿替利珠单抗	恩沃利单抗	舒格利单抗
发生率	0.6%	0.3%	0.4%	0.4%	—	0.2%	—	0.6%	0.7%	0.3%	—	—
3 级以上发生率	0.2%	—	—	0.1%	—	—	—	—	—	—	—	—
中位发生时间	—	4.2mo	7.1mo	4.6mo	—	2.7~10.5mo	—	未达到	—	5.5mo	—	—
中位持续时间	—	11.3mo	未达到	1.5mo	—	未达到	—	未达到	—	16.8mo	—	—

附表 29　免疫相关斑丘疹处理方案[57,58]

分级	症状	EMSO	CSCO、NCCN
1	斑点 / 丘疹覆盖 <10%BSA 有或没有症状（如瘙痒、发热、紧密）	继续免疫治疗， 避免皮肤刺激和阳光照射， 局部润肤剂， 局部类固醇（中等强度）乳膏， 口服或外用抗组胺止痒药	继续免疫治疗， 局部润肤剂， 口服抗组胺药， 中等效力的治疗， 局部使用类固醇治疗患处
2	覆盖 10%~30%BSA 的斑点 / 丘疹有或没有症状（如瘙痒、发热、紧密）；日常生活活动受限	继续免疫治疗， 支持性管理（如上所述）， 局部类固醇（中度或强效强度）乳膏	考虑进行免疫治疗， 局部润肤剂， 局部强效类固醇治疗和 / 或泼尼松 0.5~1 mg/kg/d

续表

分级	症状	EMSO	CSCO、NCCN
3	覆盖超过 30%BSA 的斑点 / 丘疹有或无相关症状；限制日常生活自理活动	暂停免疫治疗， 上述局部治疗（有效）， 轻度或中度：口服 0.5~1 mg/kg 泼尼松 严重：静脉注射（甲基）泼尼龙	停用免疫治疗， 局部强效类固醇治疗， 泼尼松 0.5~1 mg/kg/d（如无效，则增加剂量至 2 mg/kg/d）， 皮肤科急诊咨询， 考虑住院护理
4	皮肤脱落 >30%BSA 相关症状（如红斑、紫癜、表皮脱离）	停止免疫治疗， 静脉（甲基）泼尼龙 1~2 mg/kg， 寻求紧急皮肤科	

系统使用糖皮质激素的患者，在症状改善至≤ 1 级后，4~6 周逐步减停。

附表 30 免疫相关瘙痒处理方案 [57,58]

分级	症状	处理
1	轻微的或局部的	继续免疫治疗， 口服抗组胺药， 局部使用中等强度类固醇治疗
2	剧烈的或广泛的、间歇性的、因抓挠引起的皮肤变化（如水肿、丘疹、脱屑、苔藓化、渗出 / 结痂），限制日常生活活动	加强止痒治疗继续免疫治疗， 口服抗组胺药， 局部使用高效类固醇治疗， 皮肤科咨询
3	强烈的或广泛的、持续的， 限制日常生活或睡眠的自理活动	暂停免疫治疗， 口服抗组胺药， 泼尼松 / 甲泼尼龙 0.5~1 mg/kg/d， 考虑 GABA 激动剂（加巴喷丁、普瑞巴林）， 对于难治性病例，考虑使用阿普雷明或奥马利珠单抗（用于增加 IgE）， 紧急皮肤科会诊

附表 31　其他免疫相关皮肤不良反应出现时间及处理方案 [57,58]

不良反应	出现时间	处理
苔藓样皮炎	治疗后数周至数月	主要是局部外用糖皮质激素，少数需要口服糖皮质激素、光疗和阿维 A
银屑病	新发常在用药数月后出现	局部使用糖皮质激素、光疗、口服阿维 A，全身应用糖皮质激素
白癜风	多数发生在治疗后数月	
大疱性类天疱疮	可在治疗后迅速至数月发生，大多数 6~8 个月	局部或全身皮质类固醇治疗，有文献报道使用利妥昔单抗和奥马珠单抗
皮肤毛细血管增生症		局部治疗防治感染，必要时考虑激光、外科接触，伴有感染时停药行抗感染治疗
Stevens-Johnson 综合征		永久停用免疫治疗，泼尼松 / 甲泼尼龙 1~2 mg/kg/d，静脉免疫球蛋白治疗
中毒性表皮坏死松解症		糖皮质激素和静脉免疫球蛋白
药疹伴嗜酸性粒细胞增多和系统症状		全身糖皮质激素
Sweet 综合征		暂停治疗或全身激素治疗

附表 32 免疫相关心脏不良反应处理方案[57,58]

不良反应	免疫抑制剂治疗	心脏疾病对症治疗
心肌炎	甲泼尼龙每日 500~1000 mg，静脉注射免疫球蛋白至临床稳定，然后口服泼尼松 1 mg/kg，每日一次；如不稳定，英夫利昔单抗 / 抗胸腺细胞球蛋白 / 血浆置换	利尿剂、血管紧张素转换酶抑制剂；窦性心动过速、房性心动过速、室性心动过速或心室颤动时使用 β 受体阻滞剂
无炎症的新发左心室收缩功能障碍	无	根据心力衰竭指南（利尿剂，ACEI，β 受体阻滞剂等）
Takotsubo 综合征	无	利尿剂、血管紧张素转换酶抑制剂、β 受体阻滞剂
室性心动过速或室颤	如果心肌炎明显，则静脉注射甲泼尼龙 500~1000 mg，直至临床稳定，肌钙蛋白阴性，然后口服甲泼尼龙 1 mg/kg，每天一次	紧急除颤；如果血流动力学稳定，考虑胺碘酮或利多卡因或 β 受体阻滞剂
新发晚期传导疾病（二级或三级心脏传导阻滞）	如果合并心肌炎，考虑静脉注射甲泼尼龙	紧急起搏

续表

不良反应	免疫抑制剂治疗	心脏疾病对症治疗
新发心房颤动 / 扑动（不包括心肌炎）	无	密切观察肌钙蛋白、脑钠肽、心电图、回声，发现潜在疾病：缺氧、感染、甲状腺功能不全等。评估节奏控制或心率控制。考虑抗凝治疗，除非有矛盾
心包炎伴 / 不伴心包填塞	考虑每日静脉注射甲泼尼龙 500~1000 mg，直至临床稳定	必要时进行紧急心包穿刺，考虑非甾体抗炎药
急性心肌梗死	如果考虑冠状动脉炎，则指示静脉注射甲泼尼龙	急诊冠状动脉造影，抗血小板，他汀类，血管紧张素转换酶抑制剂；β受体阻滞剂
心肌肌钙蛋白无症状性新增加	无	密切观察肌钙蛋白、脑钠肽、心电图、回声
室上性心动过速	无	密切观察肌钙蛋白、脑钠肽、心电图、回声，发现潜在疾病：缺氧、感染、甲状腺功能不全等

附表 33 免疫相关血小板减少症处理方案[57,58]

血小板减少级别	治疗措施
1 级 PLT 减少或低于基线 50%	密切监测，至少每周 2 次，尚不需停止免疫治疗
2 级 PLT 减少	暂停免疫治疗，短暂应用糖皮质激素 2~4 周后减停
3~4 级 PLT 减少	停止免疫治疗，尽快泼尼松 1~2 mg/kg/d，必要时应用免疫球蛋白

附表 34 免疫相关肝炎处理方案 [57,58]

级别	肝酶水平	治疗	监测
1 级	＜ 3 × ULN	继续免疫治疗	1 周内监测肝功能
2 级	3~5 × ULN	暂停免疫治疗， 考虑泼尼松 0.5~1 mg/kg/d	每 3 天监测一次 LFT， 停止同时用药， 限制 / 停用肝毒性药物（如抗生素、他汀类药物、酒精使用等）， 排除病毒病因，疾病相关的肝功能障碍， 考虑腹部超声检查
3 级	5~20 × ULN	中止免疫治疗， 如果 ALT/AST<400，TBIL/INR/ 白蛋白正常，则考虑泼尼松 1 mg/kg/d， 如果 ALT/AST>400 或 TBIL/INR/ 白蛋白异常，开始静脉注射甲基泼尼松 2 mg/kg/d	评估同上， 每天监测肝功能， 考虑腹部超声检查， 住院治疗
4 级	＞ 20 × ULN	永久停止 ICIs， 开始静脉注射甲泼尼龙 2 mg/kg/d	评估同上， 考虑肝脏专科咨询和肝活检

附表 35 免疫相关消化道不良反应处理方案[57,58]

严重程度	治疗	监测
轻度（1 级）：每天低于基线水平的 4 次肠运动	继续免疫治疗， 症状控制：水化，洛哌丁胺， 避免高纤维 / 乳糖饮食	排除感染病原的粪便评价：艰难梭菌、巨细胞病毒等
中度（2 级）：每天排便 4~6 次，出现结肠炎症状（血性腹泻、腹痛）	暂停免疫治疗， 泼尼松 0.5~1 mg/kg/d， 48~72 小时无反应，增加剂量至 2 mg/kg/d	评估同上， 胃肠专科会诊， 计划结肠镜 / 乙状结肠镜检查， 每 3 天复查一次
严重（3/4 级）：每天排便超过基线 6 次以上，其他严重并发症（如缺血肠、穿孔、中毒性巨结肠）	中止免疫治疗， 住院治疗， 考虑禁食，支持性护理， 静脉注射甲泼尼龙 1~2 mg/kg/d， 48 小时内无反应，继续使用类固醇，考虑加用英夫利昔单抗，如果英夫利昔单抗难治，考虑维多利珠单抗	评估同上， 考虑腹部 / 盆腔 CT 对比， 每天监测全血计数、肝肾功能测试、电解质和 C- 反应蛋白

附表 36 免疫相关肺炎处理方案[57,58]

轻度（1 级）	中度（2 级）	中毒（≥ 3 级）
对症支持治疗，密切随诊监测观察病情变化，不能排除合并感染时加用抗感染治疗		
酌情推迟免疫治疗	暂停免疫治疗， 住院治疗， 积极氧疗，必要时使用高流量或无创通气， 糖皮质激素治疗，先静脉，症状改善后口服，甲泼尼龙 1~2 mg/kg/d，症状及影像学改善后逐渐减量，疗程＞ 6 周	考虑永久性停用免疫治疗， 积极氧疗，保证氧合状态，必要时使用呼吸机辅助通气或体外膜肺氧合治疗， 糖皮质激素治疗，静脉给予甲泼尼龙 2~4 mg/kg/d 或等效药物，症状及影像学改善后逐渐减量，疗程＞ 8 周， 病情进展可考虑加用免疫球蛋白和免疫抑制剂治疗
症状缓解且肺部影像学检查证实病情痊愈，可考虑重新使用免疫治疗	症状缓解且肺部影像学检查证实病情痊愈，个体化权衡利弊，评估能否再次免疫治疗	

附表 37 免疫相关肾损伤处理方案 [57,58]

分级	建议		
	检查	免疫治疗	肾脏治疗
AKI 1 级	1. 尿常规； 尿蛋白 / 肌酐； 血肌酐 2. 至少每周监测一次血肌酐	继续免疫治疗	1. 寻找可逆因素，如容量不足、尿路梗阻、药物相关 AKI 等； 2. 如果血肌酐继续增长，按照 2~3 级的方案治疗
AKI 2~3 级 和 / 或 尿蛋白＞1 g/ 日	1. 尿常规、尿沉渣镜检； 尿蛋白 / 肌酐； 肾功能； 肾脏超声 2. 至少每 2~3 天监测一次血肌酐	1. 暂停免疫治疗； 2. 如果症状较轻、治疗后缓解或恢复到基线水平，可考虑重新开始，但需要密切监测，并充分向患者交代风险 / 受益比	1. 请肾脏专科会诊来评估 AKI 的原因及是否需要肾活检； 2. 糖皮质激素治疗：根据 AKI 的严重程度来确定剂量； 3. 必要时可进行肾脏替代治疗

附表 38　免疫相关甲状腺功能减退处理方案 [57,58]

等级	CTCAE 的描述	甲状腺功能异常用药	应用糖皮质激素	是否停用 ICIs	检测 TSH、FT_4
1	无症状；只需临床或诊断性观察	—	—	否	4~6 周
2	有症状；工具性日常活动不受限	L-T4 替代治疗，推荐起始剂量为 25~50 μg/d（老年人或心脏病患者起始量为 12.5 μg/d）	—	暂停 ICIs 至症状消失后继续使用	4~6 周
3	严重症状；日常活动受限；需住院治疗	同等级 2	—	暂停 ICIs 至症状消失后继续使用	4~6 周
4	危及生命；需紧急干预处理	黏液性水肿昏迷处理原则	泼尼松 1~2 mg/kg/d 起始，根据病情每 1~2 周减量	永久停用 ICIs	4~6 周

附表 39 免疫相关甲状腺功能亢进处理方案[57,58]

等级	CTCAE 的描述	甲状腺功能异常用药	对症用药	应用糖皮质激素	是否停用 ICIs	检测 TSH、FT_4
1	无症状；只需临床或诊断性观察	—	—	—	否	通常 4~6 周，即将出现甲状腺功能减退时，每 2~3 周监测
2	有症状；日常活动不受限	Graves’病患者应用抗甲状腺药物（MMI 或 PTU）	β 受体阻滞剂	—	暂停 ICIs 至症状消失后继续使用	4~6 周
3	严重症状；日常活动受限；需住院治疗	同等级 2	β 受体阻滞剂	根据病情	暂停 ICIs 至症状消失后继续使用	4~6 周
4	危及生命；需紧急干预处理	甲状腺功能亢进危象处理原则	β 受体阻滞剂	泼尼松 1~2 mg/kg/d 起始，根据病情每 1~2 周减量	永久停用 ICIs	4~6 周

附表 40　免疫相关胰岛功能异常处理方案[57,58]

等级	CTCAE 的描述	空腹血糖	糖尿病治疗	是否停用 ICIs
1	无症状或轻度症状，没有酮症或自身免疫性糖尿病的证据	大于正常上限，但小于 8.9 mmol/L	部分可启用口服药治疗，若有血糖急性升高或考虑酮症应及时启用胰岛素治疗	否
2	中度症状，能够进行日常活动，有酮症或自身免疫性糖尿病的证据	8.9~13.9 mmol/L	内分泌门诊评估，可调整口服药物剂量或添加胰岛素治疗；无法进行早期门诊评估或存在 DKA 迹象，请优先使用胰岛素	暂停 ICIs 治疗直至血糖得到控制
3	有严重症状，有医学上重大后果或生命危险，无法进行日常活动	13.9~27.8 mmol/L	及时启用胰岛素，需住院治疗，进行内分泌科会诊	暂停 ICIs 治疗直至血糖得到控制
4	有严重症状，有医学上重大后果或生命危险，无法进行日常活动，危及生命	大于 27.8 mmol/L	及时启用胰岛素，住院治疗，紧急进行内分泌科会诊	暂停 ICIs 治疗直至血糖得到控制

附表 41　免疫相关垂体功能异常处理方案[57,58]

等级	CTCAE 的描述	激素替代	是否停用 ICIs	激素检查	垂体 MRI
1	无症状或轻度症状	只需观察临床症状变化，不需要干预	否	包括 HPT 轴（TSH、FT4、FT3）；HPA 轴（停用氢化可的松 24 h 后测 ACTH、皮质醇）；HPG（睾酮 / 雌二醇、FSH、LH）；GH、IGF-I 及催乳素。此外，生化检验如电解质、血渗透压、尿渗透压及尿比重亦需同步检查前半年每月 1 次；后半年每 3 个月 1 次；其后每 2 年 1 次复查。重视患者教育	每 3 个月 1 次
2	轻中度，轻微的局部症状；非侵入性治疗；自理能力轻度受损	结合激素水平给予糖皮质激素和甲状腺激素替代治疗（方法同甲状腺功能减退症和原发性肾上腺功能不全，注意补充顺序）	否		
3	严重或临床重要的，但暂时没有生命威胁；需要住院或住院时间延长；自理能力严重受损		急性期暂停，激素替代治疗症状改善后评估		
4	威胁生命，需要紧急干预	内分泌科会诊，常使用氢化可的松 100 mg，静滴，q8 h；必要时补充盐皮质激素；治疗原发病，去除诱因；病情稳定后过渡为口服。激素治疗期间重视患者宣教，感染创伤等知识			

附表 42　免疫相关肾上腺功能异常处理方案 [57,58]

等级	CTCAE 的描述	是否停用 ICIs	应用糖皮质激素	应用盐皮质激素	血皮质醇、ACTH（8:00）及生化指标（必要时，不定期复查 LH、FSH、睾酮 / 雌二醇及进行影像学检查等）
1	无症状；只需临床或诊断性观察	考虑暂停 ICIs 直到激素替代使病情稳定	泼尼松口服 5~10 mg/d，或氢化可的松每天清晨口服 10~20 mg，下午口服 5~10 mg	部分 PAI 患者可能需要盐皮质激素替代治疗：氟氢可的松 0.05~0.2 mg/d；可根据血压、血钾和血浆肾素水平进行调整	每 2~3 周复查，每 6~12 周进行随访
2	有症状；日常活动不受限	同等级 1	出现 2~3 次症状时需到门诊治疗控制急性症状：泼尼松口服 20 mg/d 或氢化可的松每天清晨口服 20~30 mg，下午口服 10~20 mg；症状控制后 5~10 d 内逐渐将激素从应激剂量减少到维持剂量（同等级 1）	同等级 1	每 2~3 周复查，每 6~12 周进行随访

续表

等级	CTCAE 的描述	是否停用 ICIs	应用糖皮质激素	应用盐皮质激素	血皮质醇、ACTH（8:00）及生化指标（必要时，不定期复查 LH、FSH、睾酮 / 雌二醇及进行影像学检查等）
3	严重症状；日常活动受限；需住院治疗	暂停 ICIs 直到激素替代使病情稳定	考虑肾上腺危象时，静脉补充糖皮质激素：氢化可的松 100 mg 或地塞米松 4 mg，同时大量补液（生理盐水至少 2000 mL）；出院后 7~14 d 内逐渐将激素从应激剂量减少到维持剂量（同等级 1）	考虑肾上腺危象时，补充糖皮质激素后再根据病情需要补充盐皮质激素：氟氢可的松 0.05~0.2 mg/d；根据血压、血钾和血浆肾素水平进行调整	考虑肾上腺危象时急查血皮质醇、ACTH 和血清电解质、血糖等
4	危及生命；需紧急干预处理	同等级 3	同等级 3	同等级 3	同等级 3

参考文献

[1] OKAZAKI T, HONJO T. The PD-1-PD-L pathway in immunological tolerance[J]. Trends Immunol, 2006, 27 (4) : 195-201.

[2] YAO S, CHEN L. PD-1 as an immune modulatory receptor[J]. Cancer J, 2014, 20 (4) : 262-264.

[3] DUMET C, POTTIER J, GOUILLEUX-GRUART V, et al. Insights into the IgG heavy chain engineering patent landscape as applied to IgG4 antibody development[J]. MAbs, 2019, 11 (8) : 1341-1350.

[4] CHENG X, VEVERKA V, RADHAKRISHNAN A, et al. Structure and interactions of the human programmed cell death 1 receptor[J]. J Biol Chem, 2013, 288 (17) : 11771-11785.

[5] TAN S, ZHANG H, CHAI Y, et al. An unexpected N-terminalloop in PD-1 dominates binding by

nivolumab[J].Nat Comm, 2017, 8 (1) : 14369-14369.

[6] FDA. Center for drug evaluation and research: application number: 125514 ORIG1S000: clinical pharmacology and bio-pharmaceutics review (s) [EB/OL]. (2018-09-28). [2019-12-31]. https://www.accessdata.fda.gov/drugsatfda_docs/nda/2018761097Orig1s000ClinPharmR.pdf.

[7] NA Z, YEO SP, BHARATH SR, et al. Structural basis for blocking PD-1-mediated immune suppression by therapeutic antibody pembrolizumab[J]. Cell Res, 2017, 27 (1) : 147-150.

[8] 国家药品监督管理局药品评审中心.受理号: CXSS1800-006[EB/OL]. (2018-03-20) [2019-12-31]. http://www.cde.org.cn/news.do?method=changePage&pageName=service&frameStr=19/2019/03/CXSS18 00006.

[9] LIU H, GUO L, ZHANG J, et al. Glycosylation-independent binding of monoclonal antibody toripalimab to FG loop of PD-1 for tumor immune checkpoint therapy[J].MAbs, 2019, 11 (4) : 681-690.

[10] 国家药品监督管理局药品评审中心.受理号: CXSS1800-009[EB/OL]. (2018-04-23) [2019-12-31]. http://www.cde.org.cn/news.do?method=changePage&pageName=service&frameStr=19/2019/07/CXSS18 00009.

[11] HOY SM. Sintilimab: first global approval[J]. Drugs, 2019, 79 (3) : 341-346.

[12] FDA. Center for drug evaluation and research: application number: 761034 ORIG1S000: clinical pharmacology and bio-pharmaceutics review (s) [EB/OL]. (2016-05-18) . [2019-12-31] https://www.accessdata.fda.gov/drugsatfda_docs/nda/2016/761034Orig1s000ClinPharmR.pdf.

[13] ANTHONY M, SUSAN JK. Camrelizumab: first global approval[J]. Drugs, 2019, 79 (12) : 1355-1361.

[14] FDA. Center for drug evaluation and research: application number: 761049 ORIG1S000: clinical pharmacology and bio-pharmaceutics review (s) [EB/OL]. (2017-03-23) [2019-12-31]. https://www.accessdata.fda.gov/drugsatfda_docs/nda/2017/761049

Orig1s000ClinPharmR.pdf.

[15] WU C Y, TANG T, LIU L, et al. Population pharmacokinetics of tislelizumab in patients with advanced tumors[J]. Annals of Oncology, 2019, 30:v183.

[16] OKAZAKI T, HONJO T. PD-1 and PD-1 Ligands: from discovery to clinical application[J]. IntImmunol, 2007, 19 (7) : 813-824.

[17] LOU B, WEI H, YANG F, et al. Preclinical Characterization of GLS-010 (Zimberelimab), a Novel Fully Human Anti-PD-1 Therapeutic Monoclonal Antibody for Cancer. Front Oncol. 2021;11:736955. Published 2021 Sep 15.

[18] TAN S, LIU K, CHAI Y, et al. Distinct PD-L1 binding characteristics of therapeutic monoclonal antibody durvalumab[J]. Protein Cell, 2018, 9 (1) : 135-139.

[19] ZHANG F, QI X, WANG X, et al. Structural basis of the therapeutic anti-PD-L1 antibody atezolizumab[J]. Oncotarget, 2017, 8 (52) : 90215-90224.

[20] FDA. Center for drug evaluation and research:

application number: 761069 ORIG1S000: clinical pharmacology and bio-pharmaceutics review (s) [EB/OL]. (2017-05-01) [2019-12-31]. https://www.accessdata.fda.gov/drugsatfda_docs/nda/2017/761069Orig1s000ClinPharmR.pdf.

[21] MARKHAM A. Envafolimab: First Approval[J]. Drugs. 2022;82(2):235-240.

[22] GONG J, CAO J, ZHANG Q, et al. Safety, antitumor activity and biomarkers of sugemalimab in Chinese patients with advanced solid tumors or Lymphomas: results from the first-in-human phase 1 trial [published online ahead of print, 2022 Jan 5]. Cancer Immunol Immunother. 2022;10.1007/s00262-021-03102-3.

[23] DHILLON S, DUGGAN S. Sugemalimab: First Approval[J]. Drugs. 2022;82(5):593-599.

[24] 中国临床肿瘤学会指南工作委员会. 中国临床肿瘤学会 (CSCO) 头颈部肿瘤诊疗指南2021[M]. 北京: 人民卫生出版社, 2021.

[25] 中国临床肿瘤学会指南工作委员会. 中国临床肿瘤学会 (CSCO) 鼻咽癌诊疗指南2021[M]. 北京: 人

民卫生出版社, 2021.

[26] NCCN Clinical Practice guidelines in Oncology Head and Neck Cancers Version 2. 2022. https://www.nccn.org/professionals/physician_gls/pdf/head-and-neck.pdf.

[27] 中国临床肿瘤学会指南工作委员会. 中国临床肿瘤学会 (CSCO) 食管癌诊疗指南2021[M]. 北京: 人民卫生出版社, 2021.

[28] NCCN Clinical Practice guidelines in Oncology Esophageal and Esophagogastric Junction Cancers Version 3. 2022. https://www.nccn.org/professionals/physician_gls/pdf/esophageal.pdf.

[29] 中国临床肿瘤学会指南工作委员会. 中国临床肿瘤学会 (CSCO) 非小细胞肺癌诊疗指南2021[M]. 北京: 人民卫生出版社, 2021.

[30] NCCN Clinical Practice guidelines in Oncology Non-Small Cell Lung Cancer Version 3. 2022. https://www.nccn.org/professionals/physician_gls/pdf/nscl.pdf.

[31] 中国临床肿瘤学会指南工作委员会. 中国临床肿瘤学会 (CSCO) 小细胞肺癌诊疗指南2021[M]. 北

京: 人民卫生出版社, 2021.

[32] NCCN Clinical Practice guidelines in Oncology Small Cell Lung Cancer Version 2. 2022. https://www.nccn.org/professionals/physician_gls/pdf/sclc.pdf.

[33] NCCN Clinical Practice guidelines in Oncology Malignant Pleural Mesothelioma Version 1. 2022. https://www.nccn.org/professionals/physician_gls/pdf/mpm.pdf.

[34] 中国临床肿瘤学会指南工作委员会. 中国临床肿瘤学会 (CSCO) 乳腺癌诊疗指南2021[M]. 北京: 人民卫生出版社, 2021.

[35] NCCN Clinical Practice guidelines in Oncology Breast Cancer Version 4. 2022. https://www.nccn.org/professionals/physician_gls/pdf/breast.pdf.

[36] 中国临床肿瘤学会指南工作委员会. 中国临床肿瘤学会 (CSCO) 胃癌诊疗指南2021[M]. 北京: 人民卫生出版社, 2021.

[37] NCCN Clinical Practice guidelines in Oncology gastric Cancer Version 2. 2022. https://www.nccn.org/professionals/physician_gls/pdf/gastric.pdf.

[38] NCCN Clinical Practice guidelines in Oncology Hepatobiliary Cancers Version 2. 2022. https://www.nccn.org/professionals/physician_gls/pdf/hepatobiliary.pdf.

[39] 中国临床肿瘤学会指南工作委员会. 中国临床肿瘤学会 (CSCO) 结直肠癌诊疗指南2021[M]. 北京: 人民卫生出版社, 2021.

[40] NCCN Clinical Practice guidelines in Oncology Colon Cancer Version 1. 2022. https://www.nccn.org/professionals/physician_gls/pdf/colon.pdf.

[41] NCCN Clinical Practice guidelines in Oncology Rectal Cancer Version 1. 2022. https://www.nccn.org/professionals/physician_gls/pdf/rectal.pdf.

[42] 中国临床肿瘤学会指南工作委员会. 中国临床肿瘤学会 (CSCO) 肾癌诊疗指南2021[M]. 北京: 人民卫生出版社, 2021.

[43] NCCN Clinical Practice guidelines in Oncology Kidney Cancer Version 1. 2023. https://www.nccn.org/professionals/physician_gls/pdf/kidney.pdf.

[44] 中国临床肿瘤学会指南工作委员会. 中国临床肿

瘤学会 (CSCO) 尿路上皮癌诊疗指南2021[M]. 北京: 人民卫生出版社, 2021.

[45] NCCN Clinical Practice guidelines in Oncology Cervical Cancer Version 1. 2022. https://www.nccn.org/professionals/physician_gls/pdf/cervical.pdf.

[46] NCCN Clinical Practice guidelines in Oncology Uterine Neoplasms Version 1. 2022. https://www.nccn.org/professionals/physician_gls/pdf/uterine.pdf.

[47] NCCN Clinical Practice guidelines in Oncology Ovarian Cancer/Fallopian Tube Cancer/Primary Peritoneal Cancer Version 3. 2022. https://www.nccn.org/professionals/physician_gls/pdf/ovarian.pdf.

[48] 中国临床肿瘤学会指南工作委员会. 中国临床肿瘤学会 (CSCO) 黑色素瘤诊疗指南2021[M]. 北京: 人民卫生出版社, 2021.

[49] NCCN Clinical Practice guidelines in Oncology Melanoma: Cutaneous Version 3. 2022. https://www.nccn.org/professionals/physician_gls/pdf/cutaneous_melanoma.pdf.

[50] NCCN Clinical Practice guidelines in Oncology

Melanoma: Uveal Version 2. 2022. https://www.nccn.org/professionals/physician_gls/pdf/uveal.pdf.

[51] 中国临床肿瘤学会指南工作委员会. 中国临床肿瘤学会 (CSCO) 淋巴瘤诊疗指南2021[M]. 北京: 人民卫生出版社, 2021.

[52] NCCN Clinical Practice guidelines in Oncology B-Cell Lymphomas Version 5. 2022. https://www.nccn.org/professionals/physician_gls/pdf/b-cell.pdf.

[53] NCCN Clinical Practice guidelines in Oncology Hodgkin Lymphoma Version 2. 2022. https://www.nccn.org/professionals/physician_gls/pdf/hodgkins.pdf.

[54] NCCN Clinical Practice guidelines in Oncology T-Cell Lymphomas Version 2. 2022. https://www.nccn.org/professionals/physician_gls/pdf/t-cell.pdf.

[55] NCCN Clinical Practice guidelines in Oncology Squamous Cell Skin Cancer Version 2. 2022. https://www.nccn.org/professionals/physician_gls/pdf/squamous.pdf.

[56] 中国临床肿瘤学会指南工作委员会. 中国临床肿

瘤学会 (CSCO) 免疫检查点抑制剂临床应用指南2022[M]. 北京: 人民卫生出版社, 2022.

[57] 中国临床肿瘤学会指南工作委员会. 中国临床肿瘤学会 (CSCO) 免疫检查点抑制剂相关的毒性管理指南2021[M]. 北京: 人民卫生出版社, 2021.

[58] NCCN Clinical Practice guidelines in Oncology Management of Immunotherapy-Related Toxicities Version 1. 2022. https://www.nccn.org/professionals/physician_gls/pdf/immunotherapy.pdf.

索　引